Weihnachten genießen ohne Stress

Lese- und Übungsbuch für entspannte Festtage

von

Elke Weigel

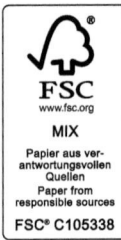

Impressum

Autorin: Elke Weigel
Lektorat und Korrektorat: Dorothea Böhme
Fotos: Fotolia

ISBN: 9783739207384

Herstellung und Verlag:
BoD – Books On Demand, Norderstedt
ISBN 978-3-7392-0738-4

Inhaltsverzeichnis

O du fröhliche

„Ab jetzt will ich jedes Jahr Weihnachten feiern!"
Letztes Jahr besuchte uns Miryam aus Israel. Da sie Jüdin ist, hatte sie sich noch nie mit Weihnachten beschäftigt und es auch noch nie erlebt. Sie kannte es aus dem Fernsehen, insbesondere aus amerikanischen, romantischen Komödien und Zeichentrickfilmen. Nun war sie in Deutschland und das erste, was sie mich nach der Ankunft fragte, war: „Wird es schneien?"
Sie war enttäuscht, dass das Wetter so gut war, und wir hofften ihr zuliebe alle gemeinsam, dass es endlich kalt werden würde, damit es schneien konnte. Während der vier Wochen, die sie bei uns verbrachte, stellte sie viele Fragen zu Weihnachten und dem ganzen Drumherum, und ich begann über unsere Bräuche und Gewohnheiten nachzudenken.
„Machen das alle Deutschen?", fragte Miryam bei allem, was wir ihr zeigten. Und mir wurde bewusst, dass es allgemeine Bräuche gibt die man als typisch Deutsch bezeichnen könnte, und familiäre. Dass wir in unserer Familie manches anders gestalteten als meine Eltern es früher taten. Und ich überlegte mir, warum ich Abläufe verändert hatte.
Was gefällt mir eigentlich an Weihnachten? Auf was will ich nicht verzichten? Was ist mir zu viel und unangenehm?
Wir hatten so viel Spaß an Adventstagen wie schon lange nicht mehr, weil durch Miryams Begeisterung alles wieder neu und aufregend wurde. Wir wollten mit ihr

ein schönes Weihnachtsfest erleben und überlegten uns genau, was dazugehören sollte und was nicht.

Vor allem wollten wir nicht, dass sie die Vorweihnachtszeit als stressbeladen und hektisch erlebte. Die Gemütlichkeit und Besinnlichkeit, auf die wir so stolz sind, sollte nicht nur ein Konzept sein.

Wir schafften es, uns Zeit zu nehmen und zur Ruhe zu kommen. Es ging, weil wir Prioritäten setzten: Der Advent sollte eine besinnliche Zeit werden. Und das Geschenk, das wir Miryam machen wollten, wurde zu einem Geschenk für uns! Wir erlebten Advent und Weihnachten so bewusst und angenehm wie noch nie.

Geschenke wollte sie uns auch machen, aber sie wusste zum Beispiel nicht, wie das genau gehen sollte und fragte uns aus, wie wertvoll sie sein mussten, wie viel und wem schenkte man etwas? Dass Geschenke eingepackt werden, kannte sie gar nicht. Also gab es einen Extrakurs im Papierwickeln und mit Schleifen verzieren. Danach schloss sie sich einen halben Nachmittag in ihrem Zimmer ein und verpackte Geschenke. Wir waren so gerührt, weil sie sich sehr viel Mühe gab, Grußkarten zu verfassen – in einer Schrift und Sprache, die sie nur wenig beherrschte!

An Heilig Abend sagte sie, als wir uns gute Nacht wünschten: „Ab jetzt will ich jedes Jahr Weihnachten feiern!"

Mir wurde bewusst, dass Weihnachten ein Fest ist, das mir wichtig ist, dass es über die religiöse Bedeutung hinaus ein kostbares Kulturgut ist, das Gemeinschaft feiert in einer einmaligen Art und Weise.

Nur leider ist Weihnachten für Sie vielleicht, wie für viele andere auch, nicht nur wunderbar, sondern mit vielen Belastungen verbunden.

Vielleicht nehmen Sie die Advents- und Weihnachtszeit als eine zusätzliche Belastung wahr, während der Sie versuchen, alles schön zu gestalten?

Dabei spielt es keine Rolle, ob Sie viel Wert auf religiöse Bräuche legen oder gar keinen. Auch wenn Sie nicht gläubig sind, kommen Sie um Weihnachten nicht herum, es ist allgegenwärtig. Es nützt auch nichts, wenn Sie es verdrängen bis Heilig Abend, spätestens dann holt es Sie ein: Sie geraten in Hektik oder in eine depressive Stimmung. Besser ist es, sich damit zu befassen und eine Haltung dazu zu finden, die Ihnen ganz und gar gut tut.

Dieses Buch soll Ihnen dabei Unterstützung geben, herauszufinden, was Sie von Weihnachten wollen und wie Sie die Zeit bewusster gestalten können, ohne Stress, ohne Kopfschmerzen und wie Sie während der Vorbereitungen Freude haben können. Egal, ob Sie die Feiertage allein, mit Freunden oder Familie verbringen, Ausgangspunkt sind immer Sie mit Ihren Bedürfnissen. Auch wenn Sie bei Ihren Eltern leben und diese weitgehend bestimmen, wie Weihnachten abläuft, können Sie durch die Übungen viel Stress reduzieren und eine innere Haltung einnehmen, die vor dem Trubel schützt, den Sie nicht haben wollen. Denn Sie haben das Recht, mitzureden und bei Planungen gefragt zu werden, schließlich wird ja auch Mitarbeit von Ihnen erwartet. Je klarer Sie sich also darüber werden, was Ihnen gefällt und gut tut, umso leichter können Sie Ihre Meinung vertreten.

Die kurzen Körperübungen, Fragestellungen oder Anregungen sollen dazu beitragen, sich bewusster darüber zu werden, was Sie wollen und was Ihnen wichtig ist.

Ich möchte Ihnen Anregungen geben, wie Sie in der Adventszeit für sich sorgen können. Selbstfürsorge ist in Zeiten, in denen viel zu tun ist, besonders wichtig.

Sie ist weder egoistisch noch zeitintensiv, und je besser Sie sich selbst spüren können, desto gefeiter sind Sie vor Stress. Sie werden früher merken, wann Sie eine Pause brauchen und wann Sie etwas am Ablauf ändern müssen.

Wenn Sie jetzt denken: Aber da lässt sich nicht viel machen, unsere Familie hat ihre Traditionen, dann ist dieses Buch trotzdem hilfreich für Sie. Denn Sie erhalten Anregungen, innezuhalten, umzudenken und eine andere Haltung zum Perfektionismus einzunehmen. Denn der Stress kommt ja vor allem daher, dass wir alles perfekt machen wollen und uns dabei übernehmen.

Anregungen zum Innehalten, Pausemachen, Durchatmen, Genießen und Sich-Verwöhnen gehören deswegen auch dazu. Und der eine oder andere Text ist einfach nur dafür da, dass Sie sich etwas Gutes tun. Die Fantasiereisen können Sie auch mit Kindern machen.

Ablauf und Methoden

Für die einzelnen Übungen und Fragestellungen brauchen Sie etwa eine halbe Stunde Zeit.

Jedes Kapitel beginnt mit einer kurzen Körperübung[1]. Sie dient dazu, dass Sie den Alltag hinter sich lassen können und bei sich ankommen. So lernen Sie im Laufe dieses Buches viele Übungen und Methoden kennen, die nicht viel Zeit kosten, einfach gehen und doch sehr effektiv dazu beitragen, dass Sie zur inneren Ruhe finden. Sie können natürlich das ganze Jahr über gemacht werden!

Nach der Körperübung stelle ich Ihnen gezielte Fragen, damit Sie sich klarer darüber werden, was Weihnachten in seinen verschiedenen Aspekten für Sie bedeutet. An manchen Tagen dient eine spezielle Fantasiereise dazu, Klarheit zu finden, an anderen eine spielerische oder gestalterische Übung.

Klarheit ist deswegen wichtig, weil Sie Veränderungen in sich und in Ihrem Leben nur bewirken können, wenn Sie wissen, was Sie wollen, mögen und brauchen.

Dieses Buch ist so aufgebaut, dass alle Ihre Sinne angesprochen werden. Mit Absicht lasse ich Sie das Thema über verschiedene Methoden erkunden. Zum einen bleibt es dadurch spannend und abwechslungsreich, vor allem aber helfen die verschiedenen Methoden dabei,

---

[1] Diese Übungen basieren auf meiner Theorie und Methode, die ich den KörperReich-Ansatz nenne. Mehr darüber erfahren Sie in meinem Buch „KörperReich: Theorie und Praxis - die Behandlung der Körperschemastörung".

dass Sie auch die verborgenen und unbewussten Stimmen in sich kennenlernen.

Dieses Buch ist kein therapeutisches und kann auch keine therapeutische Arbeit ersetzen, aber wichtige Veränderungen in Ihrem Leben betreffen immer Ihr Unbewusstes, deswegen verwende ich Methoden, die aus der therapeutischen Arbeit stammen. Sie können nämlich keine langfristigen Änderungen aufrechterhalten, wenn Sie nicht auf allen Ebenen Ihres Seins die Veränderung vollziehen: innen und außen.

Veränderungen im Außen finden statt, indem Sie bestimmte Dinge anders tun. Aber Sie kennen auch das Problem, dass gute Ideen und Ratschläge von anderen im ersten Moment Begeisterung auslösen, mit Schwung begonnen, aber auch sehr schnell wieder „vergessen" werden. Oder Sie merken, dass Sie irgendwie nicht die Kraft haben, es durchzuhalten. Es scheint einen inneren Widerstand zu geben, der einen dazu bringt, dass man nach kurzer Zeit doch wieder alles so macht wie immer. Wenn das passiert, dann ist es für mich ein Zeichen, dass im Unbewussten Anteile wirken, die wir noch nicht kennen. Diese Anteile haben mit Gefühlen und Körperempfindungen zu tun und sind nicht leicht zu erkennen. Über Nachdenken und Sprechen kommt man der Sache manchmal etwas näher, aber meist nicht bis auf den Grund. Das liegt daran, dass unbewusste Anteile nicht sprachlich abgespeichert sind. Unbewusste Anteile sind Gefühle, Körperempfindungen, Symptome wie Ängste, Sorgen, Schmerzen, Krankheiten, aber auch Träume und Fantasien.

Es ist viel leichter, diese unbewussten Anteile in sich kennenzulernen, wenn man Ihnen in einer Sprache begegnet, die sie selbst auch sprechen. Es ist die Symbolsprache.

Was ist die Symbolsprache?

Sie wissen, dass Träume nicht wortwörtlich bedeuten, was sie zeigen. Sie sind verschlüsselt, und es gibt sogar Traumdeutungsbücher, die dabei helfen sollen, die Symbole zu verstehen. Da jeder Mensch seine eigene symbolische Sprache hat nützen diese Traumdeutungsbücher jedoch nur teilweise etwas.

Spielerische, gestalterische und körperliche Übungen sind eine gute Möglichkeit, die eigene Symbolsprache kennenzulernen.

Da der Advent und Weihnachten besonders intensiv mit Symbolen und Gefühlen verbunden sind, ist es eine wunderbare Zeit, mehr über die eigenen Bedürfnisse zu erfahren.

„Ich will mich weniger gestresst fühlen" – das ist vermutlich der Hauptwunsch der meisten an Weihnachten. Sie wissen, dazu müssen Sie manche Dinge anders tun, aber vor allem wollen Sie sich anders fühlen.

Veränderungen in Ihrem Leben bleiben erst dann dauerhaft erhalten, wenn sich auch die Gefühle und die Körperempfindungen dazu verändern. Das kann man nicht erreichen, indem man sich etwas vornimmt, einen Plan macht und glaubt, man müsse nur genug Disziplin aufbringen und durchhalten.

Gefühle verändern sich auf einem anderen Weg – der übrigens meist viel angenehmer ist als ein straffes Übungsprogramm –, sie verändern sich dadurch, dass man sich besser kennenlernt, indem man sich besser versteht, sich selbst mehr Raum gibt und freundlich und liebevoll mit sich umgeht.

Nur wenig davon bewirkt schon sehr viel, und es ist nicht einmal anstrengend, denn Sie müssen das, was Sie erreichen wollen, noch gar nicht können. Es entwickelt sich von allein, indem Sie sich etwas Gutes tun. Damit ist nicht gemeint, Tee zu trinken oder Schokolade zu essen, obwohl das auch den Stress reduziert. Mit den Übungen in diesem Buch lernen Sie, wie Sie sich Gutes tun können, finden heraus, was Ihnen wirklich gut tut, und Ihre Gefühle werden sich stetig verändern.

Was Sie über die Körperübungen erleben, wird in Ihrem Körpergedächtnis gespeichert und unterstützt die guten Gefühle wie Stärke, Selbstbewusstsein und Gelassenheit.

Gefühle und Körperempfindungen sind eng miteinander verwoben und beeinflussen sich gegenseitig. Wenn Sie sich also um Ihre Gefühle kümmern, wird sich Ihr Körper entspannen, und Sie können sich kraftvoller und lebendiger bewegen.

Das gelingt auch mit Sport, aber nur, wenn Sie bei der Durchführung den Leistungs- und Perfektionsdruck beiseitelassen können.

Ich zeige Ihnen einfache Körperübungen, die Ihnen vielleicht simpel vorkommen. Aber sie wirken schnell und intensiv.

Handlungen, Körperempfindungen und Gefühle sind also wie in einem Dreieck miteinander verbunden. Wenn Sie sich um alle drei Eckpunkte kümmern – und dabei unterstütze ich Sie –, können Sie Änderungen erleben, die wirkungsvoll, positiv und anhaltend sind.

Beginnen wir mit einer Geschichte fürs Herz.

Kurzgeschichte: In letzter Minute

von Berta Berger

Unser drittes gemeinsames Weihnachtsfest stand bevor, doch von weihnachtlicher Stimmung fehlte jede Spur. Die letzten zwei Jahre hatten mir gezeigt, dass das Fest der Liebe für mich im Wesentlichen aus Stress bestand. Als Sozialpädagogin musste ich auch an Feiertagen arbeiten, mein Freund – nein, wir hatten uns kurz zuvor verlobt, also mein Verlobter – stand als Verkäufer ebenfalls sogar noch am 24. Dezember bis 13 Uhr parat, um die Last-Minute-Kunden zu bedienen.

Wer von uns die Idee hatte, wusste ich nicht mehr, aber wir hatten abgemacht, dieses Jahr auf jeglichen weihnachtlichen Firlefanz zu verzichten.

„Am 24. sind wir bei deiner Mutter, am 25. bei meinen Eltern, am 26. bei deinem Vater und am 27. und 28. habe ich Dienst", zählte ich auf. „Da zahlt es sich nicht aus, einen Weihnachtsbaum zu kaufen. Wir hätten ohnehin nichts davon, wenn wir die Feiertage nicht daheim sind."

Mit meiner Familie hatten wir vereinbart, dieses Jahr auf Geschenke zu verzichten. Mir war das bloß recht. Wieder ein Stressfaktor und Zeitfresser weniger.

Nicht einmal Kekse machte ich zu Hause. Es reichte, dass ich in der Arbeit fünf Dosen voll mit Plätzchen gebacken hatte.

Der 24. Dezember kam. Ich kaufte nach dem Dienst schnell ein paar Lebensmittel ein und nahm eine Packung Lebkuchen mit. Das einzige Zugeständnis, zu dem ich bereit war. Aber nur, weil ich Lebkuchen liebte

– und das nicht nur zu Weihnachten.

Ich räumte die Wohnung auf, kochte, aber nur eine Kleinigkeit, schließlich waren wir bei der Mutter und Großmutter meines Verlobten eingeladen und die wären enttäuscht, wenn wir nicht ordentlich zugreifen würden. Dann wartete ich bei Tee und Lebkuchen mit einem Buch auf meinen Liebsten. Wie gut, dass wir beschlossen hatten, auf sämtliche Stressfaktoren zu verzichten, dachte ich. So sollte Weihachten immer sein.

Der Schlüssel drehte sich im Schloss, mein Verlobter kam herein und gab mir einen Kuss. Wir setzten uns an den Tisch, doch ich stocherte in den Nudeln bloß herum.

„Ist alles in Ordnung?", fragte er.

„Ja, ja", beeilte ich mich zu versichern, doch offenbar merkte er an meiner Stimme, dass eben nicht alles in Ordnung war.

Er nahm mich an der Hand und zog mich auf seinen Schoß. „Was ist los?"

Ich schluckte und die Tränen liefen, ohne dass ich etwas dagegen tun zu konnte. „Es ist Weihnachten, und ich merke gar nichts davon", schluchzte ich. „Wir haben nicht mal einen verdammten Weihnachtsbaum."

Eine Weile weinte ich seinen Pullover nass, danach stand er auf und verließ wortlos die Wohnung.

15 Minuten später war er wieder da. In der Hand hielt er einen mickrigen, schiefen Tannenbaum. „Sie hatten nicht mehr viel Auswahl", meinte er bedauernd.

„Ich finde ihn perfekt", grinste ich und stellte ihn auf den Tisch.

Während mein Verlobter den Christbaumschmuck, den ich für unser allererstes Weihnachtsfest selbst gebastelt hatte, aus der Abstellkammer holte, legte ich die einzige Weihnachts-CD, die wir besaßen, in den Player.

„Oh du fröhliche, oh du selige, gnadenbringende Weihnachtszeit", klang es aus den Lautsprechern. Und wir sangen aus voller Kehle mit.

—

Stress und Körper

Körperübungen reduzieren den Stress viel schneller als alles andere. Stress besteht aus drei Komponenten: Gefühlen, Gedanken und Körperreaktionen.

Gefühle bei Stress:

Angst in allen Variationen:
von Unsicherheit, Ängstlichkeit,
über Angst bis hin zu Panik.
Wut von Irritation, Genervtsein,
Ärger bis zu Wutausbrüchen.
Traurigkeit, die sich als Verstimmung,
schlechte Laune, Gedrücktheit, Lähmung,
Einsamkeit, Verlassenheit,
Depression äußern kann.
Überforderungsgefühl,
Verantwortungsgefühl, das übergroß wird.
Von sich enttäuscht sein,
sich als Versagerin fühlen,
sich unfähig fühlen usw.
Andere Mensch brauchen oder ablehnen.
Andere Menschen unerträglich finden.
Sich verfolgt, bedroht oder bestraft fühlen.
Sich nicht schön fühlen, sich vor sich
selbst ekeln, sich ablehnen usw.

Körpersymptome von Stress:

Unruhe, Getriebensein, Hektik,
Schusslichkeit, Zittrigkeit.
Magenschmerzen,Verdauungsprobleme,
Appetitstörungen
(zu viel oder zu wenig essen).
Häufige Erkältungen, Bandscheibenvorfall.
Herzrasen, Schlaflosigkeit.
Schmerzen aller Art, Kraftlosigkeit.
Sich nicht spüren können.

Stressgedanken:

Ich habe keine Zeit.
Ich muss mich beeilen.
Es passiert etwas, wenn ich das nicht mache.
Es ist mir zu viel.
Ich kann es nicht ändern.
Ich sehe keinen Ausweg, kein Ende.
Ich bin schuld.
Alles hängt an mir.
Keiner hilft mir.
Alle sind gegen mich.

Vielleicht kennen Sie noch andere Stresssymptome von sich?

Stress zu fühlen bedeutet, dass in Ihrem Körper bestimmte Hormone aktiv sind. Diese Stresshormone wirken auf Ihre Organe, auf Herz, Lunge, Atmung, Verdauung, Muskeln, Haut, auf fast alles.

Bestimmte Verhaltensweisen bewirken, dass noch mehr Stresshormone ausgeschüttet werden. Fatalerweise sind das oft Verhaltensweisen, die Sie einsetzen, weil Sie glauben, damit den Stress reduzieren zu können.

Verhaltensweisen, die Stress verstärken:

Streit, Vorwürfe.
Schneller arbeiten.
Zusammenreißen, streng mit sich sein.
Sich antreiben oder innerlich als dumm
und unfähig beschimpfen.
Zu viel oder zu wenig essen und trinken.
Suchtmittel, um sich zu entspannen,
runterzukommen, abzuschalten
und einschlafen zu können.
Suchtmittel, um sich fit zu machen.
Pausen weglassen.
Durchhalten.
Sich nicht wichtig nehmen.

Was Stress reduziert:

Es gibt aber auch Dinge, die Sie tun können, die sehr schnell den Stress in Ihrem Körper reduzieren. Man könnte sogar mit Hilfe einer Blutuntersuchung nachweisen, dass innerhalb von wenigen Minuten die Stresshormone im Körper sinken.
Schon wenn Sie tief durchatmen, bis in den Bauch hinein, helfen Sie dem Körper dabei, die Stresshormone

blitzschnell abzubauen.

Weitere Anregungen und Methoden werde ich Ihnen nach und nach vorstellen.

Aber nun genug Theorie. Beginnen wir ganz praktisch, die Veränderungen in Gang zu setzen.

Der Ruheort

Aus Gründen, die ich immer noch nicht verstehe, musste ich die Hütte mit eigenen Händen bauen. Ich musste sie auf diesen Platz stellen und ihr einen Fußboden geben. Dort musste ich mich hineinsetzen und die gefährliche Expedition in mich selbst hinein beginnen.
Arthur Miller

Dies schreibt der amerikanische Autor Arthur Miller in seiner Autobiographie 1987. Ganz intuitiv hatte er wohl verstanden, dass er einen Rückzugsort brauchte, um bei sich anzukommen. Dass es ein Raum sein musste, nur für sich, um sich auf die Spurensuche in seinem Inneren machen zu können.

Leider verfügen die wenigsten von uns über eine Hütte im Garten, die sie für sich einrichten können, aber Sie können sich zu Hause einen Ort erschaffen, der die gleiche Wirkung hat.

Wie soll der Ruheort beschaffen sein?

Es soll ein Platz sein, an dem Sie zur Ruhe kommen können und ungestört sind. Eine Tür, die man schließen kann, ist also sehr wichtig. Welches Schild Sie dort aufhängen können, damit die anderen nicht hereinplatzen, erarbeiten wir später.

Sehr hilfreich ist es, wenn Sie alles, was Sie dafür brauchen, liegen lassen können. Zum einen haben Sie dann weniger Aufwand, weil Sie den Ruheort nicht jedes Mal neu herrichten müssen, zum anderen sehen Sie ihn immer wieder und werden daran erinnert, sich dort hinzubegeben. Sobald Sie ein paar Tage lang dort Ihre Übungen gemacht haben, werden Sie merken, dass es schon reicht, sich niederzulassen und die Entspannung setzt ein.

Das liegt daran, dass wir sehr schnell von äußeren Reizen konditioniert werden. Der Körper erinnert sich daran, dass es an diesem Ort wohltuend war, und entspannt sich sofort. Sie können also auf diesem Weg sehr leicht dazu beitragen, dass Sie weniger gestresst sind. Sie geben Ihrer Seele einen Platz, der sichtbar und spürbar ist. Sich allein im Kopf und in der Vorstellung einen Raum zu schaffen, ist zwar auch sehr gut, aber wirkungsvoller ist es, wenn dieser Ort tatsächlich existiert.

Ein Sofa, ein Bett, ein Sessel, ein Fell auf dem Boden, egal was Sie auswählen, es muss bequem sein und warm. Legen Sie eine Decke bereit, warme Socken, eine Wärmflasche.

Kerzen, eine Duftlampe – alles, was dazu beiträgt, dass Sie sich wohlfühlen, ist gut. Allerdings sollen Sie nicht noch mehr Arbeit haben, deswegen machen Sie es sich so einfach wie möglich.

Wenn Sie nicht die Möglichkeit haben, sich dauerhaft einen Platz einzurichten, dann können Sie alle Utensilien in einen Korb packen, auf einem Tablett Kerze, Duftlampe und so weiter bereitstellen, und haben schnell alles zur Hand.

Woher soll ich eine halbe Stunde Zeit nehmen?

Es ist wichtig, dass Sie sich die Erlaubnis dafür geben, eine halbe Stunde Zeit für sich zu reservieren. Vielen Frauen fällt das sehr schwer und vor Weihnachten noch viel mehr.
Aber es ist keine vertrödelte Zeit und auch kein Egoismus.

Wenn man sich Zeit für sich nimmt, hat das viele Vorteile:

Sie stärken sich für das, was Sie als nächstes tun wollen.
Sie erkennen besser, was Ihnen wichtig ist, und fühlen sich nicht als Opfer der Situation.
Sie spüren genau, was geht und was nicht. Dann fällt das Nein-Sagen und Grenzen-Setzen leichter.
Sie lernen, rechtzeitig Pause zu machen, und arbeiten nicht bis zur totalen Erschöpfung oder bis zum Burnout. (Wenn Sie erstmal da gelandet sind, brauchen Sie Monate, um sich wieder zu regenerieren)
Wer mehr Pausen macht und auf den eigenen Rhythmus hört, lebt zufriedener und arbeitet effektiver.
Sie werden unabhängig davon, dass andere Sie loben und bemerken, was Sie leisten.

Was Sie brauchen:

Malblock, Stifte, Buntstifte oder Wachsmalkreiden, Klebstoff, Schere. Ein Schönes Notizbuch.

Kurzgeschichte: Romantische Kuh

von Elke Weigel

„Romantische Kuh", hatte Andi geschrien, bevor ich die Tür zuknallte.

Ja, vielleicht war ich das. Ich rannte die Treppe hinunter und knallte gleich noch einmal eine Tür zu. Und dann noch die meines Autos, nachdem ich eingestiegen war. Mit Tränen in den Augen startete ich den Motor.

Um die Uhrzeit fuhr sowieso keiner mehr auf der Straße herum, nur romantische Kühe wie ich, alle anderen saßen mit ihren Familien unter dem Weihnachtsbaum und beschenkten sich gegenseitig, deswegen war es egal, dass ich kaum etwas sehen konnte.

Mein Atem ließ die Scheibe von innen beschlagen, und so fuhr ich innerlich wie äußerlich im Nebel umher.

Verdammtes Weihnachten.

Ich hätte in die Südsee fliegen, Geschenke und Glockenklingen am Strand vergessen sollen. Jedes Jahr nahm ich mir das vor und jedes Jahr glaubte ich, kurz bevor ich hätte buchen sollen, dass Weihnachten wundervoll romantisch werden würde. Dieses Jahr. Weil ich es mir fest vornahm. Als ob allein der Vorsatz etwas ändern würde! Wie alt musste ich werden, um klug zu werden?

Mit Andi hätte es anders werden können, davon war ich überzeugt gewesen, deswegen war ich nicht in der Südsee. Das hatte ich nun davon. Das Getriebe krachte, als ich schaltete. Mist, die Ampel hatte ich zu spät gesehen und so rutschte ich bei Rot über die Kreuzung. Kein anderes Auto weit und breit. Glück gehabt.

Hatte ich wirklich Glück? Mit Andi? Ha! Wie lange kannten wir uns jetzt? Ich hob die Finger vom eiskalten

Lenkrad und zählte, Oktober, November, Dezember. Knapp drei Monate. Da müsste man doch warm miteinander sein, oder nicht? So nah zumindest, dass ein gemeinsames Weihnachtsfest gelingen konnte. Aber so wenig, wie ich mich auf die Heizung in meinem Auto verlassen konnte, stimmte mein Timing in Bezug auf Weihnachten und Beziehung.

In der Kurve schien das Hinterteil meines Wagens nach vorne zu drängen, aber das hatte ich gleich wieder im Griff.

Ich war eine gute Fahrerin, unfallfrei seit dem Führerschein. Und mit Weihnachten hatte ich noch mehr Erfahrung, schließlich kannte ich das 18 Jahre länger als das Selbstfahren.

Baumkaufen, aufstellen, schmücken. Das konnte doch nicht so schwierig sein. Sogar die Tanne vor dem Rathaus war mit Lichterketten behängt. Ich tuckerte daran vorbei und schniefte. Zu Hause hatte ich jetzt gar kein Weihnachten, weil ich romantische Kuh meinen ganzen Einsatz bei Andi gebracht hatte. In der größeren Wohnung, mit mehr Platz für einen Baum. Tja, blöd von mir. Jetzt waren dort die Kugeln, die Strohsterne, die Engel und einfach alles, was dazu gehörte.

Und vor meinem Haus gab es keinen Parkplatz. Hatten etwa alle Mieter ihre gesamte Verwandtschaft eingeladen? Ich fuhr am Haus vorbei und bog in die nächste Seitenstraße ein. Das gleiche Bild: überall Autos. Endlich fand ich eine Lücke, parkte mit einem Rad auf dem Gehweg, egal, und trabte, die Hände in den Manteltaschen, mit hochgezogenen Schultern zurück zu meinem Haus. Als ich die Tür aufschloss, schlug mir im Treppenhaus der Geruch von sämtlichen Weihnachtsessen und Punschgewürzen entgegen, die man sich vorstellen konnte. Gelächter da, Gesinge dort, oben musizierten sie sogar. Ich glaubte, ich würde auf der Treppe zusammenbrechen. Mit letzter Kraft schaffte ich es bis zu meiner Wohnungstür. Gleich, gleich konnte ich zusammenbrechen, nur noch aufschließen, rein und dann zuknallen. Nein, stopp. Es mussten ja nicht alle merken, dass ich hier war, dass ich unglücklich war.

Stiefel aus und Mantel auf den Boden, alles egal. Meine Wohnung war kalt und leer und vor allem ohne Andi!

Am besten, ich legte mich gleich ins Bett. Ich holte meinen dicksten Schlafanzug aus der Schublade und schaltete den Wasserkocher ein. Ohne Wärmflasche würde ich die Nacht nicht überstehen. Schade, dass ich nicht rauchte oder trank, das würde jetzt gut zu meiner Stimmung passen. Mir blieb nur Schokolade. Ich fand ein paar Marzipankugeln, doch die Süße passte nicht. In mir war es hart und kalt und laut. Ja, es heulte in mir, wie nur romantische Kühe heulen.

Endlich konnte ich die Wärmflasche füllen. Nur noch kurz durchhalten, dann zusammenbrechen. Ich drückte mir die Wärme an den Bauch und wollte mich gerade zudecken, da klingelte es an der Tür.

Wie von der Tarantel gestochen sprang ich aus dem Bett und stand in der nächsten Sekunde im Flur. Mein Herz wummerte wie verrückt.

Ich schaute durch den Spion. Ja, es war Andi. Ich hatte es gehofft.

Es klopfte. „Mach auf! Ich weiß doch, dass du da bist."

Ich knetete meine Hände. Dann, als es nochmal klopfte, drückte ich die Klinke runter und öffnete die Tür.

Andi kam herein und schob mit dem Fuß die Tür zu,

umarmte mich fest und flüsterte in mein Ohr: „Du bist zwar die romantischste Kuh, die ich kenne, aber auch die, die ich am meisten liebe."

„Ich fasse es nicht, dass du da bist."

„Wir verbringen den Abend miteinander, komme, was da wolle."

„Du meinst es wirklich ernst."

Wir hielten uns fest umschlungen und ich beruhigte mich langsam.

„Was jetzt?", fragte ich und stellte mich auf Zehenspitzen, denn meine Füße waren kalt geworden. „Hier ist es doch gar nicht weihnachtlich."

Andi sah zur Decke und ich fürchtete, jetzt würde der Streit wieder beginnen, mit Augenrollen und Mundwinkel verziehen. Aber es kam anders.

„Schau mal, wir stehen unter deinem Mistelzweig."

Es war die einzige Deko, die ich in meiner Wohnung angebracht hatte. Voller weißer Beeren und mit einer roten Schleife.

Ja, da konnte sich sogar eine romantische Kuh nicht mehr beschweren!

—

Über die Fantasiereisen

Die Übungen und Fantasiereisen basieren auf meiner langjährigen therapeutischen Erfahrung in Beratungsstellen, Kliniken und in meiner psychologischen Praxis, unter anderem auch mit Traumapatientinnen und Frauen mit Essstörungen. Sie sind so angelegt, dass sie positive Bilder, Gefühle und Erinnerungen aktivieren.

Wichtig!
Gestalten Sie Ihre inneren Bilder aktiv! Lassen Sie Ihr Unbewusstes nicht selbständig Bilder produzieren. Verwerfen Sie Einfälle, die Ihnen nicht gefallen. Sie gestalten die Fantasiereise, so dass sie Ihnen gefällt.
Sie dürfen sich bei den Fantasiereisen bewegen! Es ist sogar ausdrücklich erwünscht. Verharren Sie nicht in einer Position, die sich verspannt oder unbequem anfühlt.
Falls Sie ängstlich oder unsicher sind, ob diese Übungen für Sie geeignet sind, lesen Sie sie durch, ohne sie mitzumachen. Dann lernen Sie den Ablauf kennen und können sich besser darauf einstimmen. Es ist natürlich jederzeit möglich, Elemente der Übungen nicht durchzuführen. Wenn Ihnen etwas nicht zusagt, eine Anweisung z.B., dann lassen Sie sie einfach weg oder verändern Sie sie. Die Übungen wirken trotzdem!
Neigen Sie dazu, einzuschlafen, dann lassen Sie die ganze Zeit die Augen offen, Sie können sich trotzdem entspannen. Evtl. hilft es auch, sich auf einen Stuhl zu setzen.
Ungewöhnlich mag für Sie sein, dass ich Sie bei den

Fantasiereisen dazu anrege, sich zu bewegen.

Das hat bestimmte Gründe.

Jedes Gefühl ist mit einer Körperhaltung und einer Bewegung verknüpft: Wir hüpfen vor Freude und unser Gesicht erstrahlt in einem Lächeln. Wenn wir das Meer oder den Sonnenuntergang betrachten und uns dabei wohlfühlen, gehört dazu ein entspanntes Sitzen, Stehen oder Schlendern.

Jede Erinnerung, auch die an Entspannung, besteht also aus einer Bewegung sowie einer Körperhaltung und ist, außer im Gehirn, in unserem Körpergedächtnis abgespeichert.

Diese Erkenntnis nutzen Sie, wenn Sie in einer Entspannungsübung auf Ihre Körperempfindungen achten. Durch bewusstes Wahrnehmen und Bewegen des Körpers wird eine neue Erinnerungsspur gelegt, im Körper und im Gehirn.

Auf diese Erinnerungsspur können Sie zugreifen, sobald Sie eine bestimmte Körperhaltung einnehmen oder eine Bewegung machen, und sich dadurch schneller und leichter entspannen.

In jeder Übung und Fantasiereise in diesem Buch werden Sie dazu angeregt, bestimmte Bewegungen zu machen und sich so zu bewegen, wie es Ihnen gerade gefällt. Ihr Körper wird sich schon nach wenigen Wiederholungen von allein daran erinnern, wie wohltuend und erholsam diese Bewegungen waren.

So entstehen körperliche und geistige Erinnerungsspuren, auf die Sie wieder zugreifen können, und mit etwas Übung werden Sie immer leichter in einen ausgeglichenen Zustand kommen. Sie müssen dann nicht mehr daran „denken", eine Entspannungsübung zu machen, sondern Ihr Körper wird sich danach sehnen und es gelingt Ihnen leichter, eine Entspannungspause einzulegen.

Die Übungen und Fantasiereisen aktivieren Ihre Sinne und regen zu Bewegungen und Körperhaltungen an, die tiefgreifende Veränderungen in Gang setzen können. Die Elemente der Fantasiereisen wirken sowohl auf der psychischen als auch auf der unbewusst-körperlichen Ebene, also auf das Körperschema, und tragen dazu bei, dass es neu gestaltet wird. Sie stärken Ihr positives Körpergefühl und aktivieren Ihr inneres Gleichgewicht. Die Übungen aus diesem Buch können daher eine Psychotherapie unterstützen.

Die heilende Wirkung der Fantasie ist aus schamanistischen Ritualen und der Alternativmedizin schon lange bekannt und wird heute zunehmend in der Medizin und Psychotherapie eingesetzt, da die Wirksamkeit in vielen Studien nachgewiesen werden konnte. Für viele Arten von psychischen Problemen und psychosomatischen Erkrankungen bis hin zu Krebs und Herzinfarkt werden Fantasiereisen, Entspannungsübungen und Meditationen unterstützend zur klassischen Behandlung empfohlen.

Die fantasierten Orte können reale Orte sein, die Sie schon einmal gesehen haben. Oder Sie malen sich, angeregt durch die Fotos, Orte und Situationen aus, so wie sie Ihnen gefallen. Ihr Gehirn und Ihr Körper werden sich entspannen und Kraft tanken. Ihr Gehirn weiß während einer Übung nicht, ob Sie sich real dort befinden oder nicht. Für die Entspannung spielt das keine Rolle. Im Gegenteil, es ist sogar äußerst hilfreich und heilend wirksam, wenn wir uns selbst schöne Erinnerungen verschaffen.

Aus der Therapie mit Traumapatienten ist bekannt, dass schmerzliche Erinnerungen in den Hintergrund treten und durch heilende, neue Erinnerungen überdeckt oder sogar gelöscht werden können.

In den Fantasiereisen spreche ich Sie mit „Du" an. Die vertrauliche Anrede ermöglicht einen leichteren Kontakt zum Unbewussten.

Sie werden auch feststellen, dass ich die Fantasiereisen immer mit ähnlichen Worten beginne, das ist keine Einfallslosigkeit meinerseits, sondern ich nutze damit einen Konditionierungseffekt. Ihr Unbewusstes hört die gleichen Worte, und nach einigen Durchgängen schaltet Ihr Organismus automatisch auf Entspannung um. Ihr Körper hilft Ihnen, ohne dass Sie viel tun müssen – außer die Übungen durchführen.

Achtung!

Falls die Gefühle einmal zu unangenehm werden sollten, dann brechen Sie die Fantasiereise ab. Dehnen und strecken Sie sich und gehen Sie im Raum umher, um wieder ganz klar zu werden. Es passiert nur ganz selten, aber falls es dennoch auftritt, kann es sein, dass Sie gerade sehr ängstlich oder belastet sind. Eventuell sagt Ihnen Ihre Seele auf diesem Weg, dass Sie Unterstützung brauchen, und ich empfehle Ihnen, dann eine Therapeutin oder Beratungsstelle aufzusuchen.

—

Mit der folgenden Fantasiereise können Sie herausfinden, was für Sie wichtig ist und was Sie brauchen, um sich gut zu fühlen. Wir betrachten das zunächst ganz unabhängig von Weihnachten.

Machen Sie es sich an Ihrem Ruheort bequem.

Fantasiereise: Was brauche ich?

Setze dich bequem hin, lies jeweils einen Absatz und schließe dann die Augen oder schau auf einen Fleck vor dich hin aber nicht im Raum umher und lass die inneren Bilder aufsteigen oder spüre nach, wie sich dein Körper anfühlt.
Dieses Zeichen: – markiert die Pausen.

Spüre, wie du dasitzt, wie du die Unterlage berührst. Lass dein Gewicht in die Unterlage sinken, bei jedem Atemzug ein bisschen tiefer.
Dein Becken darf ganz breit und schwer werden.
- (Augen schließen und spüren)
Spüre, wie die Beine sich berühren oder auf der Unterlage aufliegen. Nimm deine Füße wahr.
Bewege die Beine ein bisschen hin und her, wackle mit den Zehen.
- (Augen schließen und spüren)
Es gibt kein Richtig oder Falsch, nimm einfach wahr, wie es gerade ist. Wenn du die Sitzposition verändern willst, kannst du das gerne tun.
Nimm wahr, wo dein Rücken anlehnt. Wo hat er Kontakt zu einem Kissen oder Polster, wo nicht? Spüre die ganze Breite deines Rückens. Du kannst dich ein bisschen räkeln und deinen Rücken gegen die Lehne drücken.
- (Augen schließen und spüren)
Rolle die Schultern und lasse sie dann sinken. Bei jedem Atemzug ein bisschen tiefer.
-

Streiche, reibe deine Arme kräftig ab, von den Schultern bis zu den Händen.

Lege deine Hände bequem ab und spüre, wie die Energie darin strömt.

-

Pendle ein wenig mit dem Kopf hin und her, sodass es sich angenehm anfühlt. Mach kleine sachte Bewegungen.

Dann sitze wieder still und nimm vom Kopf bis zu den Füßen wahr, wie du dasitzt.

-

Jetzt werden wir mit einer weniger angenehmen Vorstellung beginnen, damit die Fantasiereise funktioniert. Das dauert aber nicht lange, dann wird es eine schöne Fantasiereise werden.

Stell dir also vor, dass du draußen auf der Straße unterwegs bist. Es ist kalt, und deine Jacke ist nicht warm genug. Deine Füße schmerzen, dein Rücken ist steif, und es riecht auch nicht besonders gut, da, wo du gerade bist.

-

Hektik herrscht um dich herum, und die Leute sind alle mit sich beschäftigt. Es gefällt dir gar nicht, da, wo du gerade bist.

Vielleicht musst du viel mit dir herumtragen und du hörst auch noch schrecklichen Lärm und viele Stimmen.

- (die Vorstellung ein paar Sekunden wirken lassen)

Du gehst weiter und kommst an ein magisches Portal. Es sieht sehr prächtig aus. Lass ein Bild aufsteigen von einem Tor, das dir gut gefällt. Ist es aus Holz oder Metall, schlicht oder verziert?

- (lass ein Bild auftauchen)

Als du genauer hinsiehst, findest du ein Schild, das nur du lesen kannst. Darauf steht:

Dein Wohlfühlort.

Sofort wirst du neugierig.

Du drückst dagegen, und das Portal öffnet sich ganz leicht. Ein leiser Ton ist zu hören, und du trittst hindurch.

Mit einem Schlag ist alles weg, was gerade noch hässlich und anstrengend war.

Zuerst kannst du gar nicht viel erkennen, es ist alles noch unscharf, aber das macht nichts.

Du spürst sofort, dass es ein wundervoller Ort ist, an dem du dich wohlfühlen kannst. Es ist dein Reich.

Du gehst hinein und stellst erstaunt fest, dass die Schritte ganz anders klingen. Schau dir den Boden an, auf dem du jetzt gehst. Wie sieht er aus?

Lasse vor deinem inneren Auge einen Boden entstehen, der dir ganz besonders gut gefällt.

- (Augen schließen und ein Bild entstehen lassen)

Ist er aus Stein, Holz, Erde oder ist es ein Teppich? Geh darauf herum. Vielleicht magst du deine Schuhe ausziehen und den Boden genießen. Er fühlt sich wundervoll an.

Lass die Vorstellung nicht nur in deinem Kopf entstehen, sondern lass den Eindruck ganz in deinen Körper sinken.

-

Du merkst, dass in deinem Reich die ideale Temperatur herrscht. Wie muss sie sein? Sehr warm oder weniger heiß?

Gestalte es so, wie du es liebst.

-

Allmählich tauchen auch die Wände deines Reiches auf.
Wie sehen sie aus? Sind sie aus Stein oder Holz? Ist es
natürlich wie in einer Höhle, modern oder kostbar wie
in einem Palast? Gestalte die Farben der Wände, so wie
es dir gefällt. Geh umher und berühre alles mit deinen
Händen.
Lass die Vorstellung nicht nur in deinem Kopf entstehen, sondern lass den Eindruck ganz in deinen Körper
sinken.

-

Nun sollen so viele Fenster entstehen, wie du es gerne
hast. Sind es große Fenstertüren oder kleine Luken? Lass
so viel Licht und Luft herein, wie du es liebst. Vielleicht
wehen Vorhänge vor den Fenstern?
In deinem Reich wird es jetzt so hell, wie du es gerade
gebrauchen kannst. Schummrig, gemütlich oder hell
und freundlich. Auf jeden Fall ist es wunderbar angenehm.

-

Jetzt legst du dich an einer gemütlichen Stelle hin, um
die Decke betrachten zu können. Vielleicht entdeckst du
ein Fell oder eine Matratze, auf die du dich legen
kannst. Oder es ist eine kostbare Liege. Wähle aus, was
dir gefällt.
Du schaust zur Decke deines Reiches. Wie sieht sie aus?
Wie hoch ist sie? Ist sie verziert oder schlicht? Gewölbt
oder gerade? Gibt es Fenster darin oder Lampen?
Gestalte alles so, nach deinem Geschmack.

-

Stell dir vor, dass du umhergehst und alles betrachtest.

Du kannst dein Reich so groß werden lassen, wie es dir gut tut. Es kann ein kleiner Raum sein, ein großer, ein Palast oder ein Pavillon. Eine Höhle oder eine Blockhütte.

Was befindet sich noch in deinem Reich? Welche Gegenstände kannst du entdecken? Geh umher und schau dir alles ganz genau an. Alles, was du nicht haben möchtest, befindet sich auch nicht in diesem Raum. Vielleicht willst du nur ganz wenige Dinge in diesem Reich haben. Vielleicht brauchst du spontan ganz bestimmte Sachen. Wie von Zauberhand taucht alles auf.

-

Nun setze dich mitten in deinen Raum und genieße die Atmosphäre. Wie fühlt sie sich an? Ist es bunt oder schlicht? Lebendig und anregend oder beruhigend einfach? Verändere es noch einmal, wenn du das möchtest.
Spüre, wie die Atmosphäre auf dich wirkt. Lass das Gefühl in deinen Körper sinken. Lass es sich ausbreiten. Du sollst dich nur wohlfühlen, so ruhig und entspannt, wie du es möchtest. Wenn du Lust hast auf Bewegung und Aktion, ist das natürlich auch möglich.

-

Lass die Lebendigkeit in dir aufsteigen, die Menge, die dir gerade passend ist, und die Intensität, die du magst.

Richte nun deine Aufmerksamkeit auf den Raum außerhalb deines Reiches. Was befindet sich dort?
Ist es eine Stadt, ein Dorf, nur Natur? Lass Bilder auftauchen, was du von deinem Reich aus sehen willst. Welche Aussicht willst du genießen?

\-

Schau eine Weile hinaus und verändere es immer wieder so, bis du merkst, genau so muss es für mich sein.

Gibt es draußen Menschen? Kennst du sie?

Willst du, dass sie dich besuchen kommen?

Lass alles beiseite, was du in der Realität, im Alltag für Verpflichtungen und Verbindungen hast. Du darfst dir in dieser Fantasiereise auswählen, wer dabei sein soll. Wenn du keine Lust hast auf Familie und Freunde, ist das in Ordnung. Vielleicht sollen sich alle, die du kennst, draußen vergnügen, und es soll ihnen gut gehen. Du musst dich um niemanden kümmern! Das ist ganz wichtig.

Stell dir nur Kontakte vor, die wundervoll sind. Nur so viel, wie du es gerade magst.

Alles ist erlaubt.

Gestalte es so, wie du es möchtest, und nicht so, wie du denkst, dass es sein sollte. Erlaube dir, was dir gut tut.

\-

Wenn es Kontakte gibt, dann sind sie leicht und sehr, sehr angenehm. Was von den anderen Menschen ausgeht, strengt dich kein bisschen an.

\-

Lass nun ein Bild entstehen, das jetzt gerade perfekt ist für dich. Bist du allein und glücklich und zufrieden? Ist jemand bei dir? Alles ist erlaubt und alles ist richtig!

Was tust du?

Genieße einen Moment, was du jetzt am liebsten tun möchtest.

Schlafen, ruhen, tanzen, spielen, dich unterhalten, gemeinsam schweigen. Alles ist möglich und erlaubt.

\-

Verabschiede dich nun von deinem Reich.
Du kennst es jetzt und kannst jederzeit wieder hier herkommen. Du kannst es jedes Mal anders erleben, es verändern und an deine Bedürfnisse anpassen.

Spüre jetzt wieder die Unterlage, auf der du sitzt. Nimm deinen Körper wahr. Atme tief durch, räkle und strecke dich und sei wieder ganz da.

—

Bild malen

Springen Sie nach der Fantasiereise nicht gleich aus dem Gefühl. Lassen Sie es in sich nachklingen und malen Sie ein Bild von Ihrem Reich oder einfach nur von der Energie, die dort herrscht.
Es ist nicht wichtig, dass es gut oder schön gemalt ist, es wird auch nicht realistisch aussehen. Malen Sie einfach drauflos, Hauptsache, die Stimmung und ein paar Elemente aus ihrer Fantasie bekommen ein Bild.

Fragen beantworten

Beantworten Sie stichwortartig folgende Fragen und machen Sie sich dazu Notizen in Ihrem Buch:
Welche Stimmung herrscht in Ihrem Reich?
Beschreiben Sie sie mit Adjektiven wie ruhig, bunt, schlicht etc.
Welche Farben hat Ihr Reich?
Welche Formen?

Wie viel Licht?

Wie groß ist es?

Was befindet sich darin?

Was wollten Sie darin am liebsten tun?

Ruhen – wie? Bewegen – wie? Begegnungen – wie?

Was befindet sich außerhalb Ihres Reiches?

Wie weit ist das Draußen von Ihrem Reich weg? Nah oder fern?

Wie viel Kontakt wollten Sie haben?

War es mehr oder weniger, als Sie es von sich kennen?

Ordnen Sie nun die Stichworte, die Sie aufgeschrieben haben folgenden Kategorien zu:

Welche Begriffe haben mit Ruhe zu tun, welche mit Bewegung. Welche mit Schlichtheit usw.

Ruhe:

Bewegung:

Schlichtheit:

Komplexität:

Alleinsein:

Kontakt:

Sie können aus den Antworten ablesen, welche Prinzipien gerade im Moment für Sie wichtig sind.

Wenn Sie sehr erschöpft sind und erholungsbedürftig, entstehen vermutlich Bilder, die es Ihnen möglich machen, sich zu erholen. Wenn Sie sich nach Anregungen und Kontakt sehen, tauchen andere Bilder auf.

Es ist gut, wenn Sie sich nicht verurteilen für das, was

aufgetaucht ist. Sie merken vielleicht, dass Sie etwas anderes von sich erwarten als das, was Sie brauchen.

Erlauben Sie es sich, zu spüren, was Sie im Moment brauchen. Es kann sein, dass es sich verändert, wenn Sie in einer anderen Verfassung sind. Aber ich vermute, dass viel Wesentliches in der Fantasiereise aufgetaucht ist. Dass sich im Grunde gar nicht so viel verändert, weil jeder Mensch eine bestimmte Menge an Eindrücken braucht. Das muss man nicht bewerten oder beurteilen. Jeder hat ein anderes Maß und bewegt sich irgendwo zwischen den Polen:

Ruhe – Bewegung
Schlichtheit – Komplexität
Alleinsein – Kontakt

Malen Sie einen Kreis auf und unterteilen Sie ihn in 6 Felder

Ruhe, Bewegung, Schlichtheit, Komplexität, Alleinsein, Kontakt. Dabei sollen die Felder in der Größe dem entsprechen, wie Sie es für sich entdeckt haben. Wenn Sie also viel Ruhe brauchen, ist das Feld „Ruhe" groß und nimmt am meisten Raum ein, usw.

Schreiben Sie die wichtigsten Begriffe in die Felder hinein.

Jetzt haben Sie ein Schaubild, das zeigt, was für Sie dieses Jahr an Weihnachten wichtig ist.

Später werden wir dieses wieder hervorholen, und es kann Ihnen dabei helfen, Entscheidungen zu treffen. Sie kennen jetzt Ihre Prinzipien und Sie erleben weniger Stress, wenn Sie Ihren Alltag danach gestalten.

Langsam werden

Körperübung: Etwas ganz langsam tun

Setzen Sie sich an Ihren Wohlfühlort und achten Sie darauf, dass Sie genug Platz um sich herum haben, damit Sie Arme und Beine ausstrecken können.

Führen Sie jede der folgenden Bewegungen drei oder vier Mal nacheinander aus. Achten Sie darauf, dass es keine Gymnastik wird, sondern bewegen Sie sich so, dass es sich angenehm anfühlt. Es gibt kein Richtig oder Falsch. Machen Sie nur so viel, wie es im Moment angenehm ist.

Räkeln und Strecken Sie sich, dehnen Sie die Arme.
Kreisen Sie mit den Schultern.
Spreizen Sie die Hände und ballen Sie sie dann zu Fäusten. Kreisen Sie mit den Handgelenken.
Beugen Sie den Rücken zu einem Buckel und strecken Sie sich wieder.
Bewegen Sie die ausgestreckten Beine hin und her.
Legen Sie sich auf den Rücken und strampeln Sie in die Luft.
Es muss nicht anstrengend sein!
Kreisen Sie mit den Fußgelenken und wackeln Sie mit den Zehen.
Lassen Sie den Kopf hängen und bewegen Sie den Nacken.

Bleiben Sie danach einen Moment still sitzen und spüren Sie, wie die Energie in Ihnen strömt. Vielleicht spüren Sie ein Kribbeln?

Bewegen Sie sich nun noch einmal, aber diesmal ganz, ganz langsam. Führen Sie jede Bewegung nur drei oder vier Mal durch.
Arme, Hände, Schultern strecken, dehnen, kreisen.
Rücken räkeln, beugen, strecken.
Beine, Füße räkeln, dehnen, kreisen.
Nacken dehnen, kreisen.

Vielleicht merken Sie, dass beim langsamen Bewegen viel mehr Gedanken auftauchen, die Sie ablenken wollen? Schicken Sie die Gedanken freundlich beiseite, sagen Sie sich:
Alles, was wichtig ist, darf nachher wieder kommen.

Konzentrieren Sie sich darauf, zu spüren, wie sich die Bewegungen anfühlen. Beurteilen Sie dabei nichts. Es ist egal, wie „gut" Sie die Bewegungen machen können. Wenn Sie Schmerzen haben, machen Sie kleinere, sachtere Bewegungen. Führen Sie alle Bewegungen so aus, dass Sie es genießen können.

Setzen Sie sich ruhig hin und spüren Sie, wie die Energie jetzt in Ihnen strömt. Sie können auch ein Kritzelbild von der Energie malen.

Kritzelbilder

Kritzelbilder heißen mit Absicht „Kritzel"-Bilder. Es ist nämlich nicht wichtig, dass Sie etwas richtig oder schön malen. Kritzeln Sie es so hin, wie es kommt. Mit Kugelschreiber oder Buntstiften, klein oder groß. So wie Sie Lust haben.

Für Ihr Inneres sind die Kritzelbilder eine gute Möglichkeit, auszudrücken, was Sie erleben und fühlen, ohne dass Sie dafür Worte finden müssen. In Kritzelbildern steckt viel mehr, als man sagen kann. Und Sie werden merken, dass Ihr Inneres mit einer Art Zufriedenheit auf das Bild reagiert. Es scheint zu sagen: Ja, so ist es gerade. Nicht toll vielleicht, aber wahr.

Wie Veränderungen möglich werden

Sie merken schon, es ist in meiner KörperReich-Methode wichtig, dem, was gerade ist, Raum und Bild zu geben. Es ist sogar viel wichtiger, als das Neue und das „Bessere", die Veränderung, die wir anstreben, im Schnellgang hervorrufen zu wollen. Denn die Veränderung und Verbesserung setzt von allein ein, wenn Sie sich genügend Zeit lassen. Besonders Veränderungen, die bleibend sein sollen, beginnen auf diesem Weg: Sie betrachten das, was Sie im Moment im Körper wahrnehmen, ohne es zu verurteilen oder zu bewerten.

Vielleicht denken Sie, dass Sie dafür keine Zeit, keine Lust und keine Geduld haben, dann hilft Ihnen ein Vergleich:

Wenn Sie sich einen Film ansehen und dabei die ganze Zeit an die Arbeit denken, die Sie noch erledigen müssen, dann bekommen Sie nichts oder wenig davon mit, wie toll der Film gemacht ist. Die Bilder wirken nicht auf Sie, Sie bekommen die tiefere Botschaft oder den Spaß des Films nicht mit und danach sind Sie nicht so zufrieden, erholt und erfüllt, wie Sie es sein könnten.

Genauso ist es mit Ihrem inneren Film. Wenn Sie sich Zeit lassen, ihn sich anzusehen, spüren Sie, wie es Ihnen geht, was Sie brauchen (vor allem braucht das Innere Beachtung), und Ihr Inneres kommt zur Ruhe. Dann sind die Beschwerden oder Probleme nicht weg, aber Sie gewinnen die Kraft, die Sie für sich brauchen, und wenn Sie so weit sind, können Sie auch die Veränderungen angehen, durchsetzen und durchhalten.

Kurzgeschichte: Weihnachtssommer

von Ellen Heidböhmer

Der Schweißtropfen löste sich mit leisem *Plopp* von einer Ponyfranse, lief über den Nasenrücken und tropfte auf die Oberlippe, wo er es sich gemütlich machte. Weder herumzappeln noch die Lippen bewegen brachten ihn in Bewegung. Der Bart juckte schon seit einer halben Stunde, der Stoff der Mütze begann zu scheuern, die Füße glühten in den schweren Stiefeln. Warum hatte es ausgerechnet das andere Ende der Welt sein müssen? Und warum ausgerechnet im Dezember, bei 30 Grad im Schatten?

Wohin Marie auch sah – überall Kinder. Sie standen in einem großen Halbkreis um sie herum. Hinter ihnen drängten sich noch mehr Kinder mit ihren Eltern. Ein kleiner Junge mit einer Winnie-Puuh-Sonnenbrille hatte seine Flipflops ausgezogen. Einer lag im Sand, der andere baumelte an seinem großen Zeh. Ein Baby mit leuchtend rotem Haarflaum krabbelte auf Marie zu und brabbelte fröhlich. Sie schulterte den riesigen Geschenkesack. *Ho Ho Ho!*

Sicher hätte ihr die Arbeit in einem klimatisierten Gebäude viel mehr Spaß gemacht. Aber wer zuletzt kommt, den bestraft bekanntlich das Leben. Einen Tag vor Heiligabend war nur noch dieser Job zu haben gewesen. Also stand sie hier am Manly Beach in Sydney und überlegte, was für eine Aufregung es wohl gäbe, wenn der Weihnachtsmann in der Hitze ohnmächtig würde.

Sie wurde nicht ohnmächtig. Eine halbe Stunde später tauschte sie in der Agentur das Weihnachtsmann-Kostüm gegen Shorts und T-Shirt. Ihr nächster Einsatz war erst für den späten Nachmittag angesetzt. Nichts wie nach Hause! Marie nahm die Bahn nach North Curl Curl, lief die Straße hinunter und schloss mit einem Seufzer die Tür des einzigen Hauses ohne Vorgarten auf. In der Wohnung machte sie einen großen Schritt über die Wäscheberge und die Konservendosen hinweg, die im Flur verstreut lagen. Von ihrem Zimmer aus konnte sie in der Ferne das Meer sehen. Sie streckte sich auf dem großen alten Bett aus und betrachtete das verblichene Poster mit Chagalls *Brautleuten im Dorf*. Was hatte Julia Roberts in *Notting Hill* gesagt? *Nur mit einer Geige spielenden Ziege ist es das vollkommene Glück.*

Marie strich über den unteren Rand des Posters, der an mehreren Stellen eingerissen war. Sie rollte sich auf dem Bett zusammen und nahm ihr Kopfkissen in den Arm.

Vertraute Geräusche weckten sie auf. Das leise Scheppern der Klimaanlage. Jeden Tag dankte Marie ihr dafür, dass sie überhaupt funktionierte.

Das Geschrei aus der Wohnung über ihr. Ein philippinisches Ehepaar verbrachte den größten Teil des Tages damit, sich zu streiten.

Die Weihnachtslieder aus dem Zimmer links von ihr. Maries Mitbewohnerin, eine Studentin aus Brighton, spielte fast rund um die Uhr *Jingle Bells* und *Rudolph, The Red-Nosed Reindeer*. Das konnte auch den größten Weihnachtsfan zermürben. Aus dem anderen Zimmer war gar nichts zu hören. Der Gecko von Maries kroatischer Mitbewohnerin würde erst gegen Abend seine tägliche Wanderung durch die Wohnung beginnen. Besonders gern hielt er sich im Bad auf. Marie erschrak jedes Mal fürchterlich, wenn er unter dem Duschvorhang hindurch lugte. Vielleicht sollte sie besser jetzt duschen gehen, während er noch schlief?

Ein fröhliches Pfeifen ertönte aus dem Kleiderschrank. Marie stand auf, kramte darin herum, schüttelte schließlich einen Turnschuh und beförderte ihr Handy ans Licht. Sie drückte die *Anrufer-ignorieren*-Taste – wie schon etliche Male in den letzten 7 Tagen. Sollte er ruhig schmoren, dieser Unmensch! Wenn er sie wirklich liebte, würde er doch wohl Weihnachten mit ihr feiern?! Aber er hatte sich glatt geweigert. Dabei war Marie vollkommen davon überzeugt gewesen, Ole und sie würden ihr erstes gemeinsames Weihnachtsfest in trauter Zweisamkeit feiern. Bis ihr Freund sich plötzlich als Weihnachtshasser geoutet hatte. Maries Familie und ihre beste Freundin waren zu dem Zeitpunkt schon in Urlaub gewesen. Um an Weihnachten nicht mutterseelenallein in ihrem Apartment zu sitzen, hatte Marie kurzerhand ein Ticket nach Sydney gebucht, wo sie vor Jahren schon einmal als Au-pair gearbeitet hatte. Außerdem war es beruhigend weit weg von Hamburg und von Ole.

Sie nahm die Schneekugel, die sie als Kind von ihren Eltern zu Weihnachten bekommen hatte, in die Hand und schüttelte sie. Wie sie den morgigen Tag, Heiligabend, überstehen sollte, war ihr ein Rätsel. Vermutlich würde sie beim Take-away gebratene Nudeln kaufen, sich damit vor den Fernseher setzen und warten, dass der Abend vorüber ginge. Sie stellte die Schneekugel zurück auf die Serviette mit den pausbäckigen Kindern, die unter einem Weihnachtsbaum Geschenke auspackten. Der Gecko war noch nicht zu sehen. Also schnell in die Dusche.

Am späten Nachmittag fuhr sie wieder mit der Bahn zur Agentur. Weihnachten im Sommer feiern war definitiv nichts für sie. Kein bisschen. Die Weihnachtsdekoration in den Straßen sah albern aus, die in den Geschäften ebenfalls, und all die Menschen in Strandkleidung, die die Dekoration bestaunten, erst recht. Lediglich einen Weihnachtsbaum mit großen roten und goldenen Schleifen im Queen Victoria Kaufhaus hatte sie freudig fotografiert. Erst zuhause war ihr aufgefallen, dass niemand da war, um die Fotos mit ihr anzuschauen.

An diesem Nachmittag schienen noch mehr Kinder da zu sein als am Morgen. Wenigstens war es nicht mehr so heiß. Marie beantwortete Fragen, verteilte Geschenke und ließ sich mit den Kindern fotografieren. Unter den letzten Zuschauern war ein Vater mit Zwillingsmädchen in weißen Sommerkleidern mit roten Tupfern. Sie näherten sich Marie Hand in Hand und mit ernsten Gesichtern.
„Weihnachtsmann, warum lachst du gar nicht? Freust du dich nicht auf Weihnachten?"
Marie schluckte. Eine Antwort blieb sie den Mädchen schuldig. Stattdessen rief sie extra laut *Ho Ho Ho!* und überreichte ihnen zwei besonders schön verpackte Geschenke.

Fast geschafft. An diesem Abend würde sie nur noch ein wenig fernsehen. Am Heiligen Abend lange schlafen und faulenzen. Am ersten Weihnachtstag ebenfalls. Und am zweiten Feiertag wollte sie sich die Regatta Sydney–Hobart anschauen. Nach den Feiertagen begann ihr Work and Travel Programm: reisen, die Teile des Landes kennenlernen, die sie noch nicht kannte, jobben für den Lebensunterhalt.

„Schau mal, Papa, da kommt ja Knecht Ruprecht!"

Die Zwillinge, die sich gerade von ihr verabschiedet hatten, kamen noch einmal zurück. Vor lauter Aufregung hatten sie ihre Geschenke in den Sand fallen lassen und klammerten sich jetzt an ihren Vater.

Knecht Ruprecht? Marie seufzte. Sie wollte nach Hause und den Fernseher einschalten. Von einem Knecht Ruprecht war in der Agentur keine Rede gewesen.

Tatsächlich kam da ein Mann den Strand entlang auf sie zu. Er war von Kopf bis Fuß in Schwarz gekleidet, ging vornüber gebeugt und hatte eine große Weidenrute in der einen Hand. In der anderen eine ausgebeulte Einkaufstasche mit dem Logo des Queen Victoria Kaufhauses. Die Zwillinge starrten ihn mit offenem Mund an.

Der Mann stellte die Einkaufstasche neben Maries Geschenkesack ab. Er holte eine dicke, braune Plüschziege mit einer Leine um den Hals heraus, eine Kindergeige und ein rotes Kästchen.

„Marie Berendsen, willst du meine Frau werden, mit mir Weihnachten feiern und gemeinsam mit mir und der Geige spielenden Ziege das vollkommene Glück erleben?"

Marie starrte ihn an. Ganz langsam nahm sie die Mütze und den Bart ab. Dann öffnete sie das Kästchen. Die Augen der Zwillinge wurden immer größer. Die des Vaters auch.

Ein kleiner glatzköpfiger Mann mit einem Akkordeon erschien am Strand, polierte sein Instrument mit einem weißen Stofftaschentuch und begann zu spielen. Maries *Ja, ich will!* ging unter in den Klängen von *Rudolph, The Red-Nosed Reindeer.*

—

Nikolaus

Körperübung: Füße massieren

Da Nikolaus mit Stiefeln und Strümpfen zu tun hat, passt es doch ganz gut, sich ein wenig um die Füße zu kümmern, die den ganzen Tag sehr viel für Sie tun, ohne dass Sie das in der Regel großartig beachten.

Machen Sie es sich am Wohlfühlort bequem. Nehmen Sie ein Öl oder eine Creme, wenn Sie das mögen, und massieren Sie jeden Fuß mindestens 5 Minuten lang.
Achten Sie darauf, dass Sie nicht mechanisch werden, sondern spüren Sie hin, was Ihr Fuß für eine Art der Berührung haben möchte. Leicht oder fest? Probieren Sie verschiedene Arten aus. Wahrscheinlich unterscheiden sich Ihre Füße in dem, was sie brauchen.
Packen Sie danach Ihre Füße warm ein und genießen Sie es, wie die Energie jetzt in Ihren Füßen strömt.

—

Beantworten Sie folgende Fragen:

Was fällt Ihnen zu Nikolaus ein?
Schreiben Sie mindestens 20 Stichworte auf.

Welche besonderen Nikolausfeiern haben Sie erlebt?
Schreiben Sie ein paar Zeilen dazu auf.

Meine Cousine hatte an Nikolaus Geburtstag, und das war immer ein Fest, an dem ein verkleideter Mann zu Besuch kam. Es herrschte schrecklich viel Aufregung unter uns Kindern, und ich dachte, die Arme, hat gar keine eigenes Fest. Mir schien es, als wäre es gar kein Tag für sie.

Wir waren zwischen 18 und 25 Jahre, eine Gruppe bei den Naturfreunden, und feierten Nikolaus im Vereinsheim. Das war das lustigste Nikolausfest, das ich je erlebt habe. Die Sprüche und Gedichte, die wir füreinander verfasst hatten, waren alle total witzig, die Verkleidung von Nikolaus und Knecht Ruprecht sehr originell. Eine schöne Erinnerung, die ganz verschwunden war.

Nehmen Sie drei verschiedene Farben und Streichen Sie in Ihren Notizen an:

- was Sie mögen
- was Sie nicht mögen
- neutral
- unterstreichen Sie doppelt, was Sie ganz besonders mögen.

Schreiben Sie alles, was Sie besonders mögen, zusammen auf ein Blatt Papier. Wie könnten Sie aus diesen Begriffen einen angenehmen Nikolaustag gestalten?
Bevor Sie jetzt in Stress geraten, weil Ihnen so viele Dinge eingefallen sind, die Sie tun könnten, halten Sie noch einen Moment inne.
Was ist Ihr oberstes Prinzip für diese Adventszeit?
Schauen Sie noch einmal nach, was Sie oben notiert

haben.

Dann wählen Sie aus:
Was gehört nach den Prinzipien, die Sie bei der Fantasiereise „Was brauche ich?" entdeckt haben, dazu? Was sollten Sie folglich weglassen oder ändern?
Und nun viel Spaß beim Vorbereiten!

Was mir an Weihnachten wichtig ist

Sorgen Sie dafür, dass es bequem ist und Sie eine halbe Stunde an Ihrem Wohlfühlort ungestört sind.

Körperübung: Ausstreichen

Ausstreichen: Das heißt, reiben Sie Ihren Nacken und Ihre Schultern etwa eine Minute lang. Drücken Sie fest oder berühren Sie sich sanft, so wie Sie es angenehm finden. Wenn Sie es nicht wissen, probieren Sie es aus, indem Sie mal fest, mal sachte reiben.

Manche meinen, es sei bei Verspannungen gut, besonders stark zu drücken, aber das ist nicht notwendig. Bei starken Verspannungen ist es sogar besser, selbst ganz sanft zu sein, dann erzeugt man keine Gegenreaktion des Körpers, und er kann die Verspannung allmählich loslassen.

Schon während des Ausstreichens oder danach werden Sie das Bedürfnis verspüren, sich zu räkeln und zu strecken. Geben Sie dem Impuls nach und dehnen Sie sich ein wenig. Aber lassen Sie es keine Gymnastik werden. Bleiben Sie dabei, dass die Berührungen und Bewegungen angenehm unangestrengt sein sollen!

—

Nehmen Sie Ihr Notizbuch und beenden Sie spontan folgende Satzanfänge, für jeden Satz mindestens 20 Antworten. Sie können Stichworte aufschreiben oder Sätze formulieren. Lassen Sie es laufen und zensieren Sie Ihre Antworten nicht.

Weihnachten ist ....

Ein Beispiel: viel, Tannenbaum, Gerüche, Essen kaufen, anstrengend, Kugeln, Weihnachtsschmuck, schlechtes Gewissen, Familie, laut, teuer, zu wenig Zeit, wiederkehrendes Licht, Geburt, wünschen, singen.

Adventszeit ist ...

Weihnachtsgeschenke sind ...

Nehmen Sie drei verschiedene Farben und streichen Sie in Ihren Notizen an:
- was Sie mögen
- was Sie nicht mögen
- neutral
- Unterstreichen Sie doppelt, was Sie ganz besonders mögen.

Vielleicht fällt Ihnen jetzt noch mehr dazu ein, dann schreiben Sie es auf.

Malen Sie das, was Sie ganz besonders an Weihnachten mögen, auf ein Blatt Papier, wie ein Schild, das Ihnen helfen soll, sich an das zu erinnern, was für Sie wesentlich ist.
Was ist es?

Das magisch, bunte Innerliche

Türschild

Malen Sie sich ein Schild, das Sie an der Tür zu Ihrem
Ruheort aufhängen können. Es erinnert Sie selbst daran,
sich Zeit dafür zu nehmen, und es zeigt den anderen,
dass Sie gerade nicht verfügbar sind.
Hier ein paar Ideen:

Hier arbeitet die Weihnachtsfrau!

Ich meditiere, bitte nicht stören!

Ich bete, bitte nicht stören!

Zeit nur für mich

—

Kurzgeschichte: Wie denn?

von Elke Weigel

„Jetzt hat er die Leute doch in den Stall gelassen." Die Frau stand am offenen Fenster und zerbiss eine Pistazienschale. Es knackte, sie pulte den Kern heraus und warf die Schalenhälften auf den Lehmweg, während sie kaute. „Schmarotzer kriegen bei mir nichts!"

Ihr Gatte trat neben sie und zuckte mit den Schultern. „Sie ist noch so jung, vielleicht hat sie ihm leidgetan."

Es war schon spät, doch der Stall war hell erleuchtet und Lachen und Rufen klang durch die Nacht.

„Der Mann ist sicher nicht der Vater des Kindes. So was merke ich."

„Ach, das spielt doch keine Rolle."

Ein Hirtenjunge kam aus dem Stall gerannt, sprang den Weg entlang und rief etwas.

„Er hat das Kind gesehen." Der Mann lächelte.

„Meine Güte, macht der ein Trara. Sonst liegt der Bursche den lieben langen Tag faul herum." Sie lehnte sich hinaus. „So viele Leute. Was wollen nur alle dort?"

„Guten Abend Nachbarin!" Die Alte von nebenan drückte ihr eine Kerze in die Hand und ging freundlich nickend weiter zu ihrem Haus.

„Was ist bloß in die gefahren, zwei Wochen hat sie kein Wort mit mir geredet!" Die Frau drehte die Kerze zwischen den Fingern.

Der Mann stand ganz nah neben ihr und blickte hinaus zum Stall. „Es ist ein besonderes Kind. Das habe ich gespürt."

Sie stocherte mit dem Nagel zwischen den Zähnen. „Du

warst dort?"

Er nickte versonnen. „Weißt du, man kann die Welt auch ganz anders ansehen."

„So ein Quatsch. Wie denn?"

Er streichelte ihre Wange, und ihre Augen wurden groß.

—

Stress reduzieren

Körperübung: Atmen

Nehmen Sie ein paar Atemzüge lang wahr, wie Sie atmen, ohne, dass Sie etwas daran verändern. Fühlt es sich irgendwo eng an? Stockt der Atem?
Es ist wichtig, dass Sie wahrnehmen, wie es ist. Es muss nicht gut oder richtig sein.
Dehnen und stecken Sie jetzt Ihre Arme und Hände. Bewegen Sie die Schultern. Machen Sie mit dem Rücken einen Buckel und strecken Sie sich wieder.
Bewegen Sie die Beine und Füße, räkeln, strecken und strampeln Sie.
Wiederholen Sie das zwei, drei Mal und führen Sie die Bewegungen nur so intensiv aus, wie es sich angenehm anfühlt. Denken Sie nicht an Gymnastik, sondern spüren Sie, was gut tut. Manchmal ist weniger Anstrengung viel erholsamer und entspannender!
Nehmen Sie jetzt noch einmal Ihren Atem wahr.
Vermutlich ist er tiefer geworden, Sie spüren, wie Brustkorb und Bauch sich beim Atmen bewegen.
Oder Sie hören sich sogar atmen?

Warum Weihnachten furchtbar ist

Warum ist die Vorweihnachtszeit und Weihnachten selbst für Sie ein Stressfaktor?
Schreiben Sie spontan alles auf, was furchtbar und unangenehm für Sie ist. Sie brauchen das niemandem zu

beichten. Keiner erfährt davon. Es ist nur für Sie selbst wichtig, dass Sie sich eingestehen, was Ihnen zu schaffen macht. Danach suchen wir nach Lösungen.

Aber zuerst muss benannt werden, was nicht gut ist.

Lassen Sie sich Zeit und erlauben Sie sich, dass Ihre Kritik an Weihnachten aufsteigen kann. Bleiben Sie bei Ihrem persönlichen Leben. Jetzt geht es nicht um die globale Konsumwirtschaft, Baumanbau oder die Kirche, es soll nur um Sie gehen.

Weihnachten ist schrecklich, weil ...
Feiertage sind anstrengend, weil ...
Ich hasse an Weihnachten ...
Immer muss ich an Weihnachten ...
Wenn an Weihnachten nur nicht ...
Diese Erwartungen spüre ich von anderen ...
Ich fühle mich verpflichtet ...
An Weihnachten ist mir egal, ...

Was waren die schrecklichsten Weihnachtserlebnisse, die Sie hatten? Schreiben Sie ein paar Zeilen darüber auf.

Achtung!
Falls Sie traumatische Erfahrungen an Weihnachten gemacht haben, dann achten Sie bitte darauf, dass Sie nicht bis zu diesen Erinnerungen zurückgehen. Bleiben Sie bei Erfahrungen, die nicht schockierend waren. Für traumatisierende Ereignisse ist dieses Buch nicht geeignet. Suchen Sie dafür professionelle Hilfe!

Vater kam zu spät zum Essen, Mutter entnervt, er hatte kein Geschenk für sie. Wegen der blöden Putzerei entstand so viel Hektik, dass ich keine Ruhe fand und deswegen bekam ich Migräne.

Wie haben Sie bisher die Schwierigkeiten in der Advents- und Weihnachtszeit zu lösen versucht?

Nachtschichten eingelegt, um den Adventskalender oder etwas anderes zu basteln oder zu backen?
Erledigungslisten geschrieben?
Jemandem Vorwürfe gemacht?
Mit jemandem gestritten?
Geweint?
Krank geworden?
Was noch?

Welche positiven Lösungen haben Sie gefunden?

Familienberatung und gemeinsames Planen?
Aufgaben verteilt und nicht kontrolliert, ob andere ihre Arbeit erledigen?
Baum gestrichen? Erwachsene schenken sich nichts mehr oder einen Adventskalender gekauft, etc.?
Was noch?

Welche Begriffe tauchen mehrfach auf? Streichen Sie die Wiederholungen an.
Schreiben Sie diese danach noch einmal auf und sortieren Sie sie unter folgende Überschriften:

Was hat mit eigenen Gefühlen zu tun?
Ich muss stark sein, ich muss gut drauf sein.
Was hat mit Handlungen, Tätigkeiten, Erledigungen zu tun?
Baum kaufen, Essen organisieren, Großputz machen, Backen ...
Was hat mit Gefühlen anderer zu tun?
Sie erwartet von mir ...
Haben Sie vor etwas Angst? Was ist es?
Gewicht zunehmen, jemand ist enttäuscht.

Um Stress zu reduzieren, brauchen wir Prinzipien, nach denen wir handeln und entscheiden. Genauso, wie Prinzipien Stress verursachen, können andere ihn reduzieren. Zum Beispiel steigt der Stress sofort ins Unendliche, wenn man alles perfekt und richtig machen will. Wenn man sich zu viel vornimmt, und die Zeit, die man dafür braucht, falsch kalkuliert. Wenn man versucht, alles schnell nebenbei zu machen, Erledigungen zwischen andere wichtige Termine schiebt. Wenn man glaubt, dass man sich nur genug zusammenreißen muss, um alles zu schaffen.

Wenn man sich keine Pausen erlaubt. Sich selbst nicht wichtig nimmt. Denkt, danach kann ich ja zusammenbrechen. (Was Sie aber vielleicht schon früher tun werden).

Wenn Sie nun die schönen Erfahrungen mit Weihnachten mit den schlechten vergleichen, was können Sie feststellen?
Sind die schönen Dinge die, die Stress verursachen?

Markieren Sie in Ihren Notizen mit einem Zeichen (Herz oder Stern oder ähnlichem), welche schönen Elemente von Weihnachten Stress auslösen.

Vielleicht sind Ihnen bereits bei den Übungen die letzten Tage und heute Zusammenhänge klar geworden, die Sie vorher nie gesehen haben, und Sie können daraus Änderungen ableiten, die Sie umsetzen wollen.
Vielleicht fällt es Ihnen aber auch schwer, etwas zu verändern, weil Sie nicht wissen, was machbar ist und wie die anderen Familienmitglieder reagieren werden.
Das ist nicht schlimm!
Denn es ist jetzt noch nicht wichtig, Lösungen zu finden. Wenn welche auftauchen, schreiben Sie sie auf.

Wichtig an diesen ersten Übungen ist, dass Sie Ihre Gewohnheiten und Gefühle zu Weihnachten kennenlernen. Manches ändert sich von allein oder viel leichter, wenn man weiß, um was es geht.
Vertrauen Sie Ihrem Inneren, es wird reagieren. Dazu brauchen Sie keine Hauruck-Entscheidungen zu treffen. Sich dem Inneren zuzuwenden, ist der erste wichtige Schritt.
Wenn man nämlich zu schnell zur Problemlösung wechselt, lässt man dem inneren Erleben nicht genug Raum. Das, was in uns leidet oder Schwierigkeiten hat, will zuerst wahrgenommen werden. Sie müssen Ihrem Unbewussten das Signal geben, dass Sie zuhören und versuchen zu verstehen. Erst danach ist Ihr Inneres bereit, sich auf Veränderungen einzulassen.
Man kann das mit einer Verletzung vergleichen. Wenn Sie hingefallen sind und große Schmerzen im Bein

haben, müssen Sie sich erst untersuchen lassen, der Arzt muss feststellen, ob ein Bruch, eine Prellung oder eine Stauchung vorliegt. Danach kann er entscheiden, was getan werden muss. Gleich einen Gips anzulegen, wäre falsch, und noch verkehrter wäre es, wenn man sofort wieder herumrennen wollte. Sie wissen zwar, dass das das Ziel ist, aber Sie gelangen erst dann zur völligen Gesundheit, wenn Sie Ihrem Körper Zeit lassen, zu heilen.

Genauso ist es mit der Seele, oder wie die Psychologen sagen: dem Unbewussten. Sie müssen die Sprache der Seele kennenlernen, deswegen stelle ich Ihnen spielerische Übungen und Fantasiereisen vor. Das Spielerische und Symbolische ist nämlich die Sprache des Unbewussten. Auf diesem Weg kann Ihr Unbewusstes mit Ihnen kommunizieren. Es geschieht über Ideen, Träume, Fantasien, die zum Vorschein kommen.

—

Ein Text zum Nachdenken:

Weihnachten ist frauenfeindlich!?

Das ganze Jahr über stehen Sie als Frau Ihren Mann, im Beruf, zu Hause, in der Kindererziehung und Partnerschaft, Sie lassen sich nicht mehr unterbuttern oder einschränken wie noch Ihre Mutter und Großmutter. Aber sobald Weinachten naht, werfen Sie alle Errungenschaften der Gleichberechtigung über Bord und stürzen sich in einen Wahnsinn der Selbstaufgabe.

Es mag ja sein, dass es ein Ur-Instinkt ist, den die Männer nicht in den Genen sitzen haben, aber müssen Sie dem nachgeben und es auf diese Weise ausleben?

Ich glaube nicht, dass Männer im gleichen Maße davon betroffen sind wie wir Frauen, aber schreiben Sie mir, wenn Sie ein Mann sind und unter den gleichen Symptomen leiden:

- Sie überlegen sich ab November, wem Sie etwas zu Weihnachten schenken könnten. Und schreiben vorsichtshalber eine Liste, damit keiner vergessen wird und es nicht in Stress ausartet.

- Sie besorgen Bastelmaterial für einen Adventskalender, denn selbstgemacht ist doch so viel schöner als gekauft. Leider hat der Advent 24 Tage, und das ist eine Menge Arbeit, die nicht in einer halben Stunde erledigt werden kann. Jedes Kind braucht natürlich einen eigenen Kalender, sonst gibt es Streit und nichts hassen Sie mehr als Streit vor Weihnachten. Der Mann soll sich auch nicht benachteiligt fühlen und dem Stimmungsvollen näher kommen, davon hat er bei der Arbeit ja nicht so viel. Also ein bisschen Gefühl und Sinnlichkeit in den

Adventskalender für den Kerl – und die Beziehung braucht ja immer wieder mal einen Kick. Wenn Sie sich nicht darum kümmern, er wird es nicht tun, denken Sie. Sie schreiben die zweite Einkaufsliste.

Und die erste Nachtschicht steht an, anders können Sie das nicht schaffen.

- Weihnachtsfeiern! So schön, dass mal wieder alle informell zusammenkommen, und natürlich sind Sie dazu bereit, etwas Selbstgekochtes oder Selbstgebackenes mitzubringen. Schmeckt ja viel besser und ist auch kostensparend. Wenn Sie Pech haben, müssen Sie die Einladungskarten dafür entwerfen, das Programm planen und den Raum dekorieren. Langsam merken Sie, dass die Vorweihnachtszeit Ihre Kreativität herausfordert wie keine andere Zeit im Jahr. Aber Sie haben ja ein gutes Gespür für Schönheit, und da Sie es gewohnt sind und Erfahrung haben, fällt Ihnen auch immer etwas ein.

Eine weitere Nachtschicht ist fällig, anders ist das nicht zu machen. Die Augenringe fallen auch nicht so auf, weil es ja sowieso immer früher dunkel wird.

- Das Backen! Sie suchen nach den Rezepten, und während Sie darin lesen, schreiben Sie eine vierte oder ist es schon die fünfte Einkaufsliste.

- Die Wohnungsdekoration! Was wären Advent und Weihnachten ohne stimmungsvolles Ambiente? Für die Schönheit im Raum brauchen Sie keine Einkaufsliste, das eine oder andere nehmen Sie spontan beim Einkaufen mit. Natürlich auch etwas Sinnliches für den Mann, denn eine vorweihnachtlich gemeinsame Nacht wäre schön. Vielleicht kaufen Sie sich auch ein paar Dessous für den dritten Advent? Es lenkt Sie hoffentlich von Ihrer Erschöpfung ab, und der Kerl bemerkt die Augenringe ja sowieso nicht.

Vielleicht können Sie ihn danach auch dazu überreden, dass er einen Samstag mit Ihnen in die Stadt geht. Soll er doch auch an den Geschenkkäufen beteiligt sein. Sie haben schon so viel erledigt, und er bemerkt es kaum. Irgendwie hat er keine Ahnung, was Weihnachten bedeutet. Muss er ausgerechnet vor Weihnachten immer so viel arbeiten? Es ist doch seltsam, dass bei ihm angeblich viel mehr aufläuft als bei Ihnen im Geschäft. Als ob Sie nicht auch genug an der Backe hätten, alles muss noch im alten Jahr erledigt werden. Puh, wenn Sie jetzt nicht aufhören das alles im Kopf zu wälzen, wird es nichts mit der sinnlichen Nacht, dann gibt es den ersten Krach.

- Das Weihnachtsessen! Um das zu planen, brauchen Sie mehrere Familienbesprechungen – warum ist dem Mann immer alles egal? Er denkt, es sei einfach, weil es sowieso jedes Jahr das Gleiche gibt? Mehrere Listen und einen richtig guten Plan müssen her. Nun quatscht auch noch die Mutter rein! Ein Krach ist jetzt nicht mehr zu vermeiden. Die Einkäufe erledigen Sie lieber selber, denn man kann sich ja auf die anderen nicht verlassen.

- Der Großputz! Das hat Tradition, schon Ihre Mutter hat alles blitzblank gemacht, nur schrecklich, dass keiner einsieht, dass das sein muss, besonders nicht der Mann. Die sinnlichen Abende kann er vergessen, wenn Sie alles allein machen müssen!

- Der Blick in den Spiegel! Sie finden, Sie sehen furchtbar aus, hatten keine Zeit für den Frisör, haben bestimmt wieder zugenommen (die Feiertage werden Ihnen noch mehr bescheren) und diese Augenringe können Sie kaum mehr überschminken. Ihre Nerven sind

angespannt, und wenn der Heilige Abend naht, gibt es Streit und diesmal sind Sie es, die als erste aus der Haut fährt ...
STOPP!

Wollen Sie das wirklich jedes Jahr so machen?
Egal, ob es den Kindern, dem Mann, den Eltern, den Kollegen gefällt, was Sie tun – Sie verausgaben sich und vergessen dabei, auf Ihr eigenes Wohlbefinden zu achten!

Ich schlage vor, Sie betrachten das, was Sie in der Vorweihnachtszeit leisten können, einmal mit anderen Augen:

Sie können Listen schreiben
Sie sind kreativ
Sie sind organisiert
Sie haben ein Gefühl für Atmosphäre und Schönheit
Sie finden Extra-Zeit für Extra-Erledigungen

Und damit können Sie beginnen: Extra-Zeit für sich selbst einrichten. Keine Nachtschichten fürs Basteln und Backen, sondern Abende nur für sich selbst!

–

Ich bin ein fürchterlicher Sturkopf. Ich tue das, was ich immer tue. Ich koche nicht speziell, erlaube natürlich den Kindern zu backen, sofern sie es wollen, sie sind alt genug – und esse mit. Zu den Schulfeiern gehe ich eher nicht. Weihnachten heißt für mich: Ich kaufe 3 Geschenke, für

jedes Kind eins. Mache ich sogar gerne. Tannenbaum kauft mein Mann (schwer zu tragen), schmücken tun die Kinder. Ich bin Weihnachtsminimalistin. Ehrlich gesagt putze ich nicht mal extra, koche nicht extra. Ziehe mich nicht extra an, bin nicht sonderlich höflich. Geht auch!
Susanne, Schriftstellerin

—

Die Botschaft des Schneehasen

Richten Sie es sich an Ihrem Wohlfühlort gemütlich ein mit Kerze, Tee und nehmen Sie Ihre schönsten dicken Socken mit. Massieren Sie Ihre Füße etwa 2 Minuten. Dazu können Sie Öl oder Creme verwenden. Packen Sie Ihre Füße anschließend warm ein und lehnen Sie sich zurück. Spüren Sie, wie die Energie jetzt in Ihren Fußsohlen strömt?

Lesen Sie nun folgende Fantasiereise:

Die Botschaft des Schneehasen

Setze dich bequem hin und schließe immer wieder die Augen, nachdem du einen Abschnitt gelesen hast, oder schau auf einen Fleck vor dich hin ohne umherzusehen. Spüre, wie du Kontakt zur Unterlage hast. Lass dein ganzes Gewicht in die Unterlage sinken.

-

Spüre, wo dein Rücken anlehnt und nimm die ganze Breite deines Rückens wahr.

-

Lasse deine Schultern sinken.

-

Spüre, wie du ein und ausatmest, ohne dass du etwas dafür tun musst. Der Atem darf kommen und gehen, wie es von allein geschieht.

-

Lass in deinem Gesicht ein angenehmes frisches Gefühl entstehen.

Stell dir vor, du hast einen ganzen Nachmittag Zeit nur für dich allein. Es ist ein herrlicher Wintertag mit Schnee und blauem Himmel, und du beschließt, einen Spaziergang zu machen. Du trägst angenehme Kleidung, die dich wunderbar wärmt, und du verlässt mit festen, warmen Schuhen das Haus. Du gehst die Straße entlang und entdeckst einen Seitenweg, den du noch nicht kennst. Da er sehr einladend aussieht, beschließt du dort entlang zu gehen. Nach kurzer Zeit lässt du die Häuser hinter dir und gehst in die Landschaft hinaus.

Du hörst den Schnee unter deinen Sohlen knirschen. Angenehme kühle Luft streicht über dein Gesicht. Die Sonne wärmt dich.

Ganz leicht und mühelos gehst du den Weg entlang. Schau dich um, wie sieht es aus?
Gestalte die Landschaft so, wie sie dir gefällt. Magst du Hügel, Berge oder eine flache Landschaft? Wie viel Schnee liegt? Du kannst alles so gestalten, wie du es magst.

Was wächst am Wegrand? Siehst du grüne Tannen? Eichen mit den letzten braunen Blättern? Oder vereinzelte rote Äpfel an einem Zweig? Manche Äste tragen Schneemützen. Lass vor deinem inneren Auge eine angenehme Landschaft entstehen.

Hörst du Vögel zwitschern?
Oder einen Bach plätschern? Wie viel Wasser gibt es in deiner Landschaft? Ein See, ein Fluss oder das Meer?

74

Geh weiter und rieche die klare Winterluft.

Schau das besondere Winterlicht an, wie es die Farben intensiv werden lässt.
Und betrachte auch die Abdrücke, die deine Füße hinterlassen haben.

Du kommst jetzt an einen Platz, wo es besonders schön ist, und beschließt ein bisschen zu verweilen. Suche dir einen Platz, wo du dich niederlassen kannst. Vielleicht gibt es einem Stein, mit Moos bewachsen, ohne Schnee. Oder einen Baumstamm oder sogar ein Fell, auf dem du dich niederlassen kannst.

Schau dich um und entdecke Details, Dinge, die man nicht auf den ersten Blick sieht. Schneekristalle oder Eiszapfen. Gestalte vor deinem inneren Auge einen wundervollen Ort und genieße ihn. Schau hin, fasse die Dinge an und lausche den Geräuschen.

Nach einer Weile kommt ein Schneehase zu dir. Er ist ganz weiß und zutraulich. Er setzt sich zu dir, und du kannst sein Fell streicheln, wenn du magst.
Stell dir seine Gegenwart nicht nur im Kopf vor, lass den Eindruck bis in deinen Körper sinken, sodass du spüren kannst, dass er bei dir ist.

Hör ihm zu, er kann mit deinem Herzen sprechen. Der Schneehase sagt nur freundliche, liebevolle Sätze zu dir. Er mag dich sehr. Lausche, was er dir für eine Botschaft bringt.

Vielleicht sagt er gar nichts Besonderes, nur, dass er sich freut, dass du da bist und Zeit für ihn hast. Das ist schon etwas Besonderes.
Genieße die Zeit mit dem Schneehasen.

-

Dann verabschiedet der Schneehase sich wieder und hoppelt davon, und du kennst ihn jetzt und weißt, dass du ihn an diesem Ort wiedertreffen kannst.

-

Verabschiede dich nun auch von dem Platz und gehe zurück durch die Landschaft.

-

Aber bevor du die Häuser wieder erreichst, magst du dich vielleicht in den Schnee legen und in den blauen Himmel sehen. Du kannst deine ausgestreckten Arme und Beine bewegen und einen Schneeengelabdruck zurücklassen.

-

Komm nun wieder zurück in diesen Raum, an deinen Wohlfühlort. Spüre wieder die Unterlage und wie du dasitzt. Räkle und strecke dich kräftig, reibe deine Arme, Beine und dein Gesicht ab und sei wieder ganz da!

—

Sie können zum Abschluss die Botschaft des Schneehasen aufschreiben oder ein Bild von der Winterlandschaft malen. Dabei ist es gar nicht wichtig, dass Sie schön oder richtig malen. Malen und kritzeln Sie wie ein Kind, das ist sehr wohltuend und wirkt gut gegen Stress!

Der Ton der Engel

Schnell kann man vergessen, dass Weihnachten mit Religion und Glauben zu tun hat, so sehr steht der Konsum im Vordergrund. In der Werbung werden wir überschüttet mit Kaufanregungen, sodass man meinen könnte, Weihnachten besteht hauptsächlich darin, Geschenke zu machen: teure, wertvolle oder einfach nur viele, die man billig erwerben kann. Es wird suggeriert, das richtige Geschenk garantiere glückliche Feiertage. Liebevolle Blicke und zufriedene Familien werden versprochen, kauft man nur das Richtige ein.

Manche Menschen lehnen deswegen Weihnachten ab, was ich sehr gut verstehen kann, verlieren dabei aber den wertvollen Schatz, der in dieser besonderen Zeit verborgen liegt.

Mit dem Thema Wünschen und Schenken beschäftigen wir uns an einem anderen Tag. Heute möchte ich mit Ihnen darüber nachdenken, was Weihnachten außer dem Geschenkekaufen noch ist.

Körperübung: Lauschen

Machen Sie es sich an Ihrem Wohlfühlort bequem und klopfen Sie Ihren Körper sachte, mit weichen Händen ab. Stellen, die schmerzen, entspannen sich meist leichter, wenn Sie dort noch sanfter klopfen.

Danach lehnen Sie sich zurück, schließen Sie die Augen und lauschen Sie auf das, was Sie hören können. Lauschen Sie ein, zwei Minuten lang.

Was können Sie hören?

Danach dehnen Sie die Arme und Beine, damit Sie wieder klar werden.

Der Zauber von Weihnachten

Ich kann mich nicht mehr daran erinnern, in welchem Alter ich verstanden habe, dass es das Christkind nicht gibt. Aber ich weiß noch, wie ich an einem Abend die Engel hörte. Meine Mutter hatte mich und meine Schwester ins Kinderzimmer geschickt, weil sie den Weihnachtsbaum schmücken wollte. In unserer Familie war es nicht üblich, dass die Kinder beim Schmücken halfen, das Wohnzimmer wurde abgeschlossen und erst zur Bescherung wurden wir feierlich eingelassen. Also war die Zeit davor, wenn das Wohnzimmer tabu war, besonders spannend. Wir konnten uns kaum auf ein Spiel konzentrieren, sondern lauschten hinaus in den dunklen Abend. Und da hörte ich ein leises Klingen. Wie verzaubert saß ich da und fühlte mich unglaublich beschenkt, denn ich wusste, dass ich den Ton der Engel gehört hatte.

Erinnern Sie sich an eine verzauberte Erfahrung in Ihrer Kindheit und schreiben Sie sie in wenigen Zeilen auf.

Malen Sie ein Bild dazu und schenken Sie sich dadurch wieder etwas von dem Zauber, der Weihnachten haben sollte.

Erinnern Sie sich an Töne und Klänge, die mit Weihnachten zu tun haben, und schreiben Sie ein paar Stichworte dazu auf. Denken Sie auch an die ganz leisen Töne.

Schneeknirschen, Glöckchen am Weihnachtsbaum, das Knistern der Kerzenflammen und Wunderstäbchen ...

—

Kurzgeschichte: Frau Jesua

von Brigitte Diefenthaler

Schwester Annie hielt ihre Hände unter den Spender und wusch sich die Hände. Ihr Rücken schmerzte. Dienst am Weihnachtstag war kein Zuckerschlecken. Zu den normalen Notfällen kamen noch die Menschen, die an diesem Tag mit allen möglichen Wehwehchen die Notaufnahme aufsuchten, um ihrer Einsamkeit zu entfliehen. Gerade am Fest der Liebe fiel Vielen auf, wie leer ihr Leben war. Sie dachte an zu Hause, an ihren Mann und ihre Kinder, die heuer ohne sie Weihnachten feierten. Ihre Augen brannten plötzlich.

Neben der Tür zu Zimmer 24 leuchtete die grüne Lampe. Mitten im Trubel ein nicht belegtes Zimmer. Plötzlich wurde ihr klar, wie dringend sie eine Auszeit benötigte. Nur ein paar Minuten, dann würde sie wieder bereit sein! Aufatmend schob sie die Tür auf.

Es war ihr keine Pause vergönnt, denn das Zimmer war besetzt. Auf der Liege lag, in eine Decke gewickelt, eine schmächtige Frau, ein wenig gekrümmt, so als hätte sie Schmerzen. Das schmale Gesicht war schneeweiß. Im ersten Moment schätzte sie die Patientin auf höchstens sechzehn Jahre, im nächsten bemerkte sie, dass dieses Gesicht auch einer Greisin gehören konnte. Das war seltsam, sie war sonst sehr gut im Schätzen.

„Guten Abend! Sind Sie schon aufgenommen?"

Die Patientin richtete sich mühsam auf. Jetzt erschien sie Annie wie ein zerbrechliches Kind.

„Nein. Ich bin einfach hier gelandet." Die Stimme hallte ein bisschen, so als wäre das Aufnahmezimmer riesig.

Gelandet! Wohl eher durchgedreht. Oder weihnachtsgeschädigt. Das Wort gefiel Annie. Sie gönnte sich zwei tiefe Atemzüge. Dann klickte sie in dem PC auf Neuaufnahme. „Ihren Namen bitte!"

„Jesua."

„Ihren Nachnamen?"

„Das ist mein Name. Jesua!"

Schien ein schwierigerer Fall zu sein. Annie beschloss, es vorerst dabei zu belassen. Jesua, Jesua tippte sie in beide Felder. „Alter?"

„Viele denken ich sei 2014 Jahre alt, aber tatsächlich bin ich schon 2019. Als Christkind arbeite ich, seit Herr Luther sich über den Heiligen Nikolaus geärgert hat. Also seit ungefähr fünfhundert Jahren. Mein Schlitten ist umgestürzt und ich bin auf den Flügel und den Kopf gefallen. Sozusagen ein Berufsunfall."

Flügel? Annie verbot es sich, lauthals herauszulachen. Sie schob den Stuhl zurück, stand auf und ging zur Liege, um das angebliche Christkind näher in Augenschein zu nehmen.

Das weiße Gesicht glänzte ein wenig, und sie war sich sicher, eine mindestens Neunzigjährige vor sich zu haben. Das erklärte vieles. Die Dame war hochgradig senil, wahrscheinlich aus einem Altersheim entflohen und hielt sich passenderweise für das Christkind. Vielleicht hatte sie früher Weihnachtsschmuck verkauft?

„Wissen Sie, wo Sie sind?"

„Ich weiß, was Sie denken, aber Sie irren sich! Ich bin ganz klar! Glauben Sie mir!"

Die Patientin schob die Decke ein wenig zurück und legte Annie die Hand auf den Arm. Es war eine zarte, schneeweiße Kinderhand, die nicht zu dem Gesicht passte. Die Finger schlossen sich um Annies Handgelenk. Ein Gefühl, als würden Daunen über ihre Haut streichen. Plötzlich fühlte sie sich ganz leicht, fast schon schwerelos. Eine tiefe Ehrfurcht überkam sie, und um ein Haar hätte sie sich vor dieser kargen Funktionsliege niedergekniet. Es ging etwas Wundersames von dieser zarten Frau aus. Engelhaft war wohl das passendste Wort.

Verwirrt ging Annie zum PC zurück und schrieb alles genau so auf, wie es die Patientin angab. Was Frau Dr. Wilkin wohl dazu sagen würde? Annie bemerkte, dass sie immer noch lächelte, ihr war heute so weihnachtlich zu Mute wie noch nie zuvor in ihrem Leben. Sogar feierlicher als beim Singen vor dem Christbaum, zusammen mit ihrem Mann und ihren Kindern. Und das war eigentlich nicht zu toppen! Die Ärztin kam herein und schob die Tür hinter sich zu. Sie trat ans Bett und beugte sich über die Patientin.

Etwas Seltsames geschah. Annie schnappte nach Luft. So etwas gab es doch gar nicht! Das war ...

Der Patientin war die Decke von den Schultern gerutscht, und man sah deutlich zwei Flügel. Schneeweiße Schwingen, von denen einer abgeknickt zur Seite hing. Außerdem leuchtete die kleine Frau. Und mit ihr die Krankenliege, auf der sie lag. Halluzinierte sie? Annie schloss die Augen und öffnete sie wieder. Das Leuchten hatte jetzt das ganze Zimmer erfasst. Selbst Frau Dr. Wilkin glühte in so strahlendem Weiß, dass es schmerzte. Auf Annies Hand landete ein Funke. Sie zuckte zurück, doch es kitzelte nur sacht auf der Haut. Knisternd breitete sich der Funke aus. Zuerst flimmerte nur ihr Kittel, dann breitete sich das Kitzeln in ihrem ganzen Körper aus, bis sie innen wie außen glühte, und unbeschreibliches Wohlgefühl sie erfüllte.

Die Ärztin tastete den abgeknickten Flügel ab und wandte sich mit einem Seufzen an die Patientin. „Es sieht nicht gut aus. Wir müssen röntgen."

„Das geht leider nicht!"

„Du ... Sie brauchen keine Angst zu haben. Man spürt Röntgenstrahlen nicht."

„Das weiß ich, aber es geht nicht. Sie sehen doch, wie ich leuchte?"

Annie, die ebenfalls an die Liege getreten war, nickte.

„Ja?" Frau Dr. Wilkin klang verwundert, so als würde sie sich fragen, was sie überhaupt hier tat.

Die Patientin mit dem unwahrscheinlichen Beruf senkte die silbernen Augen, als wären ihr die Unannehmlichkeiten, die sie ihnen bereiten musste, peinlich. „Himmlische Strahlung. Verstehen Sie?"

Annie nickte, obwohl sie nichts verstand, und Frau Dr. Wilkin, der es sicher nicht anders erging, tat es ihr nach.

„Zusammen mit Röntgenstrahlen gäbe das eine schreckliche Explosion."

„Aber was sollen wir dann tun?" Annie berührte vorsichtig die flauschigen Federn des Flügels.

„Viel Ruhe vielleicht?", schlug die Ärztin vor.

„Das ist nicht möglich! Vergessen Sie nicht, dass Christnacht ist."

„Aber arbeiten mit einem Arm ..., ich meine ... Flügelbruch! Das geht überhaupt nicht!"

„Das muss! Danach kann ich mich ausruhen und Petrus kann mich pflegen."

„Kann denn niemand im Himmel helfen? Ich meine so ein Hokuspokus wie Handauflegen oder Ähnliches.

Wenn sonst niemand, dann könnte doch der Herrgott ...vielleicht etwas tun?", wagte Annie zu fragen.

„Psst! Bitte! Sagen Sie nicht seinen Namen! Wenn er merkt, was los ist, darf ich keine Geschenke mehr zu den Menschen bringen. Und es sind ja nicht mehr viele! ... Und was das Zaubern anbetrifft, wo würden wir da hinkommen? Außerdem gibt es noch die Sache mit der Selbstbestimmung. Es ist nicht leicht, wissen Sie."

Annie sah die Ärztin wieder nicken. Sie für ihren Teil verstand rein gar nichts. Was hatte der freie Wille mit Zaubern zu tun? Außerdem war das ja wirklich eine außergewöhnliche Situation. Könnte da dieser angeblich allmächtige Gott keine Ausnahme machen?

Frau Dr. Wilkin räusperte sich. „Wir sollten so professionell wie möglich vorgehen. Gerade in diesem Fall ..." Sie brach ab. Wahrscheinlich war ihr aufgefallen, dass es einen vergleichbaren Fall noch nie geben hatte. Sie räusperte sich noch einmal. „Wie ist es zu diesem Unfall gekommen? Schildern Sie mir doch den Hergang, dann kann ich mir ein genaueres Bild von der Verletzung machen."

„Also ich bin in den Schlitten gesprungen und plötzlich knackste es und ich lag hinter dem Kutschbock." Frau Jesua, die jetzt wieder einer Zehnjährigen ähnelte, berührte mit ihrer silbernen Hand ihre Stirn. „Den Kopf habe ich mir auch gestoßen."

„Ich dachte, der Schlitten wäre umgefallen!", unterbrach Annie.

Frau Jesua schüttelte den Kopf. „Ich habe bei der Aufnahme etwas geschwindelt. Es ist doch peinlich. Ich mache das Geschäft schließlich schon lang genug."

„Aber dann können Sie nicht Christus sein! Gottes Sohn

lügt nie! Außerdem ist Jesus ein Mann!", empörte sich Annie.

In das Schimmern der Wangen mischte sich ein zartes Rosa. „Ich habe nie behauptet Gottes, Sohn zu sein, und mein Name ist Jesua, nicht Jesus! Es ist schwierig."

„Dann erklären Sie es uns! Die Identität eines Patienten muss geklärt sein", erregte sich Frau Dr. Wilkin.

„Ich versuche es. Stellen Sie sich vor, ihr Körper hätte keine festen Grenzen."

„Das ist doch Humbug!", entfuhr es Annie.

„Wenn Sie es verstehen wollen, müssen Sie sich darauf einlassen!" Die liebliche Stimme klang jetzt streng. „Es ist ein bisschen so, als würden Sie fliegen."

„Als Kind habe ich mir oft vorgestellt, auf dem Rücken eines Storches bis nach Afrika zu fliegen", murmelte Annie. Ihr kindisches Geständnis war ihr peinlich, und ihr Gesicht wurde ganz heiß.

Auf den silbernen Lippen erschien ein zauberhaftes Lächeln, das tief in Annies Herz drang. „Genau! Kinder können leichter über Grenzen hinweg denken. ... Also! Alles vermischt sich. Es gibt keine Grenzen, keine Identität. Und weil das so ist, kann ich Frau Jesua, das Christkind und irgendwie auch zugleich Gottes Sohn sein."

Triumphierend zog Annie die Augenbrauen hoch. „Also doch Zauberei."

„Keineswegs! Eher das absolute Gegenteil davon!"

„Halt!" Frau Dr. Wilkin drückte ihre Hand gegen die Stirn, als litte sie unter plötzlichen Kopfschmerzen. „Ohne Identität kann man doch keine Entscheidungen treffen! Wie soll das gehen?"

Frau Jesua alias Christkind alias Gottes Sohn lächelte

huldvoll. „Aber in meinen Sphären oder, wenn Sie wollen, im Himmel, ist Gottes Wille zugleich unser aller Wille."

So leicht ließ sich Annie nicht abspeisen. „Wenn es so ist, warum hat Gott dann keine Ahnung von Ihrem Unfall?"

„Eine schwierige Frage, Schwester Annie. Es hat etwas mit objektiven und subjektiven Zeiträumen zu tun und damit dass in Gott die allgegenwärtige Wahrheit wohnt. Petrus könnte das besser erklären. Er hat noch Erinnerungen daran, wie er als Mensch gedacht hat." Die Patientin wirkte nun noch zerbrechlicher und sehr aufgeregt.

Frau Dr. Wilkin hob beschwichtigend die Hände. „Lassen Sie es gut sein. Vielleicht ist das für uns Menschen auch zu hoch."

Annie räusperte sich. „Wie auch immer! Wir müssen eine Entscheidung treffen. Es warten noch andere Patienten auf unsere Hilfe."

Wieder färbten sich die silbernen Wangen rot. „Machen Sie sich keine Gedanken. Solange Sie und ich hier sind, vergeht keine Zeit. Ein kleiner Trick. Sonst könnte ich das ja auch mit den Weihnachtsgeschenken nicht schaffen."

„Ach, so ist das", murmelte Frau Dr. Wilkin versonnen vor sich hin, so als hätte sie das Zeitproblem des Christkindes schon immer belastet.

Annie lächelte in sich hinein. Also doch Zauberei! Sie lag mit ihrer Vermutung nicht ganz daneben.

„Ich glaube, es liegt an der Kälte." Frau Jesua sah plötzlich noch jünger und hilfloser aus, als vorher schon. Sie richtete sich mühsam auf und zog sich das leuchtende

Gewand enger um den Körper.

„So kalt ist es heuer doch gar nicht! Fünf Grad über Null. Und über die Feiertage regnet es. Ich hab erst heute Früh in meine Wetter-App gesehen! Aber ich kann Ihnen gern eine zusätzliche Decke holen."

„Sehr nett von Ihnen, Schwester! Aber ich meinte eher die Kälte der Menschen. Untereinander und auch Gott gegenüber. Die einen sind zu reich und zu satt und die anderen zu arm und zu hungrig", sagte Frau Jesua und sah dabei wieder uralt aus.

Darauf fiel Annie keine Erwiderung ein.

Frau Dr. Wilkin runzelte nachdenklich die Stirn. „Also eine Art Ermüdungsbruch. Das erschwert die Sache. Vielleicht leiden Sie unter einer besonderen Form von Osteoporose. Ausgelöst durch psychischen Stress."

„Sie können das doch heilen? Ich muss an diesem Abend noch die restlichen Geschenke zu den Menschen bringen!"

Frau Dr. Wilkin zückte ihre Taschenlampe und leuchtete ihrer himmlischen Patientin in die Augen. „Wegen Ihrer silbernen Pupillen sehe ich es nicht so gut, aber Ihre Reaktionen scheinen in Ordnung zu sein. Trotzdem muss ich zu Ruhe raten. Mindestens für einen Tag!"

„Sobald ich die Geschenke verteilt habe. Dann lege ich mich in meine Wolke. Versprochen! Nur mein Flügel müsste vorher geheilt werden!"

„Abgesehen von Ihrer Kommotio, ich weiß nicht, wie Ihre Flügelknochen beschaffen sind. Ich rate zu einem Stützverband. Das würde Ihnen eine Rest-Mobilität erhalten."

Annie ging zum Schrank und holte Verbandszeug und

Stützbänder aus dem obersten Fach. Auch im Schrank leuchtete es silbern.

Was für ein Tag, dachte sie und legte die Sachen auf einen Instrumententisch neben der Liege.

Sie unterstützte Frau Dr. Wilkin so gut sie konnte, aber alles Bemühen nutzte nichts. Der Verband hielt nicht. Entweder er behinderte die Patientin so stark, dass sie ohne Hilfe nicht einmal aufrecht sitzen konnte, oder er rutschte beim ersten vorsichtigen Flattern vom Flügel.

Frau Jesua standen kleine Silberperlen auf der Stirn. „Ich glaube, so geht das nicht. Ich muss wohl zurück."

„Das tut mir sehr leid. Wir bringen Sie zu Ihrem Schlitten. Besser wäre es allerdings, wenn Sie die Nacht über hier bleiben würden." So niedergeschlagen hatte Annie Frau Dr. Wilkin nur selten erlebt.

Frau Jesua rutschte vorsichtig von der Liege.

Die Ärztin hakte sie unter und Annie stützte sie auf der anderen Seite. Gerade als sie den zarten Arm mit der Hand umschloss, hatte sie eine Eingebung. Genauso wunderbar wie unmöglich und gerade deshalb könnte es funktionieren! „Warten Sie! Ich habe eine Idee!"

„Wirklich?" Die silbernen Augen von Frau Jesua blickten sie erwartungsvoll an.

„Ich meine, wenn die Gründe für Ihren bedauerlichen Zustand Gleichgültigkeit und Hass sind, können Sie vielleicht durch Liebe geheilt werden."

Frau Dr. Wilkin nickte. „Dass ich da nicht selbst drauf gekommen bin! Gerade im Krankenhaus bemerken Menschen oft, dass es auf Äußerlichkeiten nicht ankommt, sondern auf die Gefühle füreinander."

„Versuchen wir es! Vielleicht treffe ich hier tatsächlich auf Menschen, die sich auf die Liebe besinnen."

Frau Jesua schien noch mehr zu leuchten als zuvor schon, und sie machten sich sofort auf den Weg.

Ihr erstes Ziel, die Kinderstation, lag hinter der Notaufnahme. Für alle Patienten, Schwestern, Pfleger und das ärztliche Personal schien die Zeit stehen geblieben zu sein. Egal, ob sie nun im Bett lagen, im Büro saßen oder den Flur entlang liefen, es schien, als wären die Menschen mitten in ihren Bewegungen eingefroren. Es war unheimlich, und zu dem Mitgefühl, das Annie für Frau Jesua empfand, gesellte sich Respekt. Fast schon etwas wie Furcht.

Frau Dr. Wilkin blieb vor einem Zimmer stehen. „Hier. Ein besonders tragischer Fall."

Frau Jesua nickte. „Ich weiß!"

Sie öffnete die Tür und setzte sich zu dem kleinen Mädchen auf das Bett und berührte die hohe Kinderstirn. Einfach so. Sonst passierte nichts, und Annie gestand sich ein, dass sie ein wenig enttäuscht war. Dasselbe Spiel wiederholte sich Zimmer für Zimmer. So gingen sie durch alle Stationen. Leider hing der Flügel immer noch schief zur Seite.

„Irgendwie klappt es nicht", flüsterte Annie Frau Dr. Wilkin zu.

Die Ärztin nickte und seufzte dann. „Es ist ja auch kein Wunder! Sie gibt Liebe, aber die Leute können ihr diese Liebe nicht zurückgeben. Dazu müssten sie wach sein. Ehrlich gesagt versteh ich nicht, warum sie die Patienten nicht aufweckt!"

Frau Jesua wandte sich zu ihnen und lächelte. „Die Meisten würden sich furchtbar aufregen und einige würden mich bitten, sie von ihrem Leid zu erlösen. Aber Menschen sind von Gott dazu bestimmt, ihren eigenen

Weg zu gehen. So bringe ich ihnen Erleichterung und ein bisschen Mut. Und vielleicht, wenn ich ihr Herz berührt habe, erwächst daraus auch Liebe für mich."

„Aber dann wird es für Sie und Weihnachten zu spät sein", rief Annie aus.

„Dann soll es so sein." Frau Jesua wandte sich Frau Dr. Wilkin zu. „Wie viele Patienten sind es noch?"

„Nur noch ein Zimmer", antworte diese. „Frau Gnädig. Sie liegt im Sterben und wird Sie auch ohne Zeitzauber nicht wahrnehmen."

Das Lächeln der silbernen Lippen vertiefte sich. „Wir werden sehen!"

Die uralte Frau lag in ihrem Bett und wartete darauf, sterben zu können. Schon längst aß und trank sie nichts mehr, und allen war es ein Rätsel, warum sie noch am Leben war. Wie auch bei den anderen Patienten setzte sich Frau Jesua auf die Bettkante und strich der Greisin über die Stirn. Plötzlich hob die Alte ihre Hand und griff nach Frau Jesuas dünnen Arm. „Warum kommst du so spät? Ich habe auf dich gewartet."

Verwundert blickte Frau Jesua auf. „Ich bin nur hier, weil ich mich verletzt habe."

„Hauptsache du bist jetzt da! Ich warte schon sehr lange, weißt du. Eigentlich schon fast mein ganzes Leben."

„Möchtest du mir davon erzählen?"

„Ja!" Das Gesicht von Frau Gnädig leuchte fast ebenso hell wie das von Frau Jesua. „Ich warte seit der Geburt meiner Tochter. Es war Krieg, und mein Baby war gerade zwei Stunden alt, als eine Brandbombe durch unser Dach krachte. Unser Haus brannte bis auf die Grundmauern nieder. Nachbarn retteten mich und meine Mutter, aber von der Geburt meiner Tochter wussten sie nichts. Eine der Frauen trug ein Bündel aus der Wohnung und ich glaubte, sie trüge mein Baby. In Wahrheit blieb mein Kind im Nebenraum in seinem Bettchen zurück. Als wir alle in Sicherheit waren, fragte ich nach meinem Neugeborenen und erkannte meinen furchtbaren Irrtum. Ich riss mich los und rannte zu unserem Haus hinüber. Es brannte schon lichterloh. Bevor ich mich hineinstürzte, betete ich."

Frau Jesua, die jetzt sehr groß und mächtig erschien, umschloss mit ihren leuchtenden Händen die gebrechlichen der Greisin. „Dieses Gebet! Ich erinnere mich! Wir waren alle sehr gerührt von der Tapferkeit und dem festen Gottesglauben dieser Mutter."

Die Alte schüttelte lächelnd den Kopf. „Nicht tapfer, nur verzweifelt und voller Sorge und Liebe. Ich bat Gott um so viel Atemzüge, wie ich brauchen würde, um mein Baby aus den Flammen zu retten. Dann würde ich ohne zu jammern sterben." Frau Gnädig schloss die Augen. „Ich bin jetzt sehr müde und meine Geschichte ist fast erzählt. Mein Gebet wurde erhört. Ich konnte mein Kind retten und mir wurde verkündet, dass mich ein Engel abholen würde. Aber es wäre nicht gewiss, wann es so weit wäre, und es sei wichtig, dass ich zu jeder Zeit bereit sei."

„Und? Warst du das? Zu jeder Zeit bereit?"

Die sanfte Stimme Frau Jesuas rührte Annie zu Tränen und sie sah, dass sich auch Frau Dr. Wilkin über die Augen wischte.

„Nicht immer! Aber ich habe mein Bestes versucht. Gott ist mein Zeuge! Jetzt bin ich schon lange bereit, aber ich habe in meinem Leben sehr viel Liebe erfahren und ich wollte sie mit meinem letzten Atemzug zurückgeben."

„Das hast du hiermit getan. Ich danke dir!"

Annie bemerkte, dass der Flügel plötzlich nicht mehr abgeknickt zur Seite hing. Er schien wieder ganz gesund zu sein.

Frau Gnädig tat einen langen Atemzug, während die glänzende Hand von Frau Jesua auf ihrer Stirn ruhte. Noch nie, so schien es Annie, hatte sie in ein so gelöstes Gesicht geblickt.

Frau Jesua schlug dreimal mit den Flügeln, und ein machtvoller, funkelnder Windstoß fuhr durch das Zimmer. Unwillkürlich schloss Annie die Lider.

Als sie ihre Augen wieder öffnete, stand sie neben Frau Dr. Wilkin im Zimmer 24 der Notaufnahme. Das Leuchten war verschwunden. Ein wenig verwirrt sah sie auf die leere Krankenliege und meinte, ein schwaches Funkeln auf dem zerknitterten Kopfkissen wahrzunehmen, doch als sie sich vorbeugte, um besser zu sehen, war es verschwunden.

„Was für eine seltsame Nacht!", sagte sie zu der Ärztin.

—

Weihnachts-Tagebuch

Sie werden vermutlich feststellen, dass Sie nicht alles verändern können, was Sie in diesem Buch an Erkenntnissen gewinnen. Für manches ist es dieses Jahr zu spät, weil die Dinge schon ihren Lauf genommen haben und andere mit daran beteiligt sind, mit denen Sie erst sprechen müssen. Oder Sie brauchen noch Zeit, um festzustellen, was Ihnen wichtig ist.

Nutzen Sie das Buch dazu, die Faktoren kennenzulernen, die mit Weihnachten zusammenhängen. Nutzen Sie die Zeit, um sich durch die Übungen zu stärken. Beobachten Sie mit wachen Sinnen.

Sie können nächstes Jahr Ihre Notizen hervorholen und rechtzeitig damit beginnen, alles zu verändern, was Ihnen wichtig geworden ist.

Warum ist Langsamwerden wichtig?

Wenn es im Dezember sehr kalt ist, werfen die Bäume endgültig die letzten bunten Blätter ab, Tiere haben längst ihr Winterfell bekommen, den Winterschlaf begonnen oder Vorräte angelegt, und sobald es schneit, haben wir das Gefühl, nun sei Winter, auch wenn er astronomisch erst am 21. Dezember beginnt, am Zeitpunkt des kürzesten Tages und der längsten Nacht.

Pflanzen und Tiere leben eng verbunden mit der Natur, denn sie können nur überleben, wenn sie sich an die Temperaturen anpassen. Alles, was lebt, ist abhängig vom Wetter und den Jahreszeiten. Auch der Mensch.

Sie sind sich dessen vielleicht nicht bewusst, aber selbst wenn Sie den Winter nicht mögen, müssen Sie sich anpassen und wärmere Kleidung tragen. Wenn Sie in der Adventszeit gegen den Rhythmus der Natur leben, setzen Sie Ihren Körper großem Stress aus und verlieren an Kraft und Lebensfreude.

Wie soll das gehen, sich an den Rhythmus der Natur anpassen? Schauen wir, welche Prinzipien jetzt in der Natur vorherrschen:

Kälte, kürzere Tage, weniger Licht, Reduktion.

Es tut Ihnen gut, wenn Sie nicht gegen diese Prinzipien arbeiten, sondern mit ihnen gehen.

Prüfen Sie nach, was Sie tun:

Kälte: Sind Sie immer warm genug angezogen? Oder strapazieren Sie Ihren Körper, weil Ihnen die Mode oder Ihre Frisur wichtiger sind? Es gibt auch sehr schöne warme Stiefel und Kleider – was Sie sich leisten sollten, denn Sie können nur in einer guten psychischen Verfassung sein, wenn Sie Ihren Organismus nicht in Stress bringen.

Essen Sie mehr warme Gerichte? Sind Ihre Wohnung und Ihr Arbeitsplatz warm genug?

In der dunkleren Jahreszeit brauchen Sie auch mehr Ruhe und Schlaf. Wenn Sie es sich erlauben, langsamer zu werden, dann ist das keine verplemperte Zeit, im Gegenteil, Sie lassen zu, dass andere Kräfte wirken können.

Wegen des Wetters sind Sie häufiger drinnen, und es ist nicht nur wichtig, dafür zu sorgen, dass es in Ihrer Wohnung angenehm ist, sondern, dass Sie auch innerlich langsamer werden. Das hat seine eigene Qualität.

Sie regenerieren, tanken Kräfte für das Frühjahr, sortieren, was Sie erlebt haben, verdauen und verarbeiten, was das Jahr Ihnen gebracht hat. Wenn Sie diesen Prozess zulassen, dann wird das Ihre Psyche stärken. Wenn Sie viel erlebt und viel gearbeitet haben, dann braucht Ihr Inneres Zeit, die Dinge zu verarbeiten. Unbewusst läuft ein Prozess ab, der sortiert: Was habe ich erlebt? Welche Wirkung hat das auf mich? Was davon will ich behalten, woran wachsen, was will ich loslassen, verändern? Was soll Neues in mir entstehen? Wie soll es weitergehen? Wo will ich hin? Was will ich?

Dieser Prozess kann nicht stattfinden, wenn Sie keine Pausen zulassen!

Weihnachtszeit-Tagebuch

Notieren Sie jeden Tag stichwortartig, was Sie im Zusammenhang mit Weihnachten erledigt und erlebt haben. Schreiben Sie dazu, wie viel Zeit die einzelnen Aktionen gebraucht haben. Das wird sehr hilfreich sein, wenn Sie das nächste Mal etwas planen. Man verschätzt sich doch oft sehr stark darin, wie lange etwas dauert.

Schreiben Sie dazu, wie viel Freude Ihnen die einzelnen Tätigkeiten gemacht haben.

Eine einfache Tabelle reicht aus. Sie sollen ja nicht noch mehr Stress bekommen!

—

Alleinsein - mit mir allein

Und dann braucht man ja auch noch Zeit, einfach nur da
zu sitzen und vor sich hin zu schauen.
Astrid Lindgren

Körperübung: Mein Herz

Machen Sie es sich an Ihrem Wohlfühlort bequem. Schütteln Sie Arme und Beine aus und streichen Sie mit beiden Händen darüber. Reiben Sie Ihren Nacken und räkeln Sie sich ein bisschen.

Schließen Sie dann die Augen und legen Sie eine Hand auf Ihren Brustkorb. Lassen Sie ein paar Atemzüge kommen und gehen. Spüren Sie, wie Ihre Hand aufliegt.

Nehmen Sie innerlich Kontakt mit Ihrem Herzen auf. Betrachten Sie es mit Ihrem inneren Auge. Wie geht es ihm? Wie sieht es aus? Welche Farbe hat es? Und wie strömt die Energie darin?

Lassen Sie ein Bild von Ihrem Herzen auftauchen. Es muss nicht anatomisch richtig sein. Vielleicht geht es ihm nicht gut, dann nehmen Sie es liebevoll wahr und schenken sich selbst viel Anteilnahme. Verweilen Sie liebevoll bei Ihrem Herzen. Mehr müssen Sie gar nicht tun!

Wiederholen Sie die Übung mehrere Tage hintereinander und Sie werden merken, dass es Ihrem Herzen schnell besser geht.

Malen und kritzeln Sie jedes Mal ein Bild von Ihrem Herzen und der Energie, die darin strömt.

Planen und gestalten Sie einen Abend vor Weihnachten nur für Sie allein.

Der 21. Dezember könnte zum Beispiel dafür gut geeignet sein. Es ist der Tag, an dem die Nächte wieder kürzer und die Tage länger werden. Sie könnten es als Symbol für Ihre eigene Kraft sehen, die Sie ab jetzt für sich einsetzen wollen.

Die Weihnachtszeit fordert Sie heraus, weil Sie noch viel deutlicher als sonst im Jahr spüren, welche Erwartungen an Sie gerichtet werden. Vielleicht haben Sie jetzt mehr Mühe damit, sich selbst treu zu bleiben.
Durch die Familientreffen brechen alte Wunden wieder auf, durch die Nähe und die viele freien Tage kommt es zu Konflikten in der Partnerschaft. Viele Fragen stellen sich Ihnen: Schenke ich von Herzen oder aus Pflicht? Wie schaffe ich es, bewusst weniger zu schenken, auch wenn der andere mehr erwartet? Wie sage ich meine Meinung in der Familie, wenn ich es vorher nie getan habe? Mit wem *will* ich mich treffen? Wie traue ich mich, auch mal Treffen abzusagen? Wie falle ich nicht in die Kindrolle zurück, wenn ich noch Eltern und Geschwister habe? Und wenn ich allein bin, wie lebe ich mit mir selbst in Frieden, ohne gegen das Alleinsein

anzurennen?

Selbstliebe ist kein Egoismus. Sie ist der Anfang von aller Liebe. Wenn Sie lernen, sich selbst zu lieben und anzunehmen, können Sie erst wirklich andere Menschen lieben und annehmen, wie sie sind.

In den Körperübungen und Fantasiereisen lernen Sie, wie Sie sich selbst zuwenden und etwas Gutes tun können. Sie lernen, sich selbst zu Wertschätzen, jedes Mal ein bisschen mehr. Mit jeder Übung sind Sie liebevoll zu sich. Und Ihr Körper wird sich daran erinnern, denn auch diese neuen Erfahrungen werden abgespeichert.

—

Für mich gilt: Entschleunigung aller Vorgänge, die Kids schmücken den Weihnachtsbaum, störende/an Weihnachtsaltlasten leidende Partner werden in einen Sessel oder am besten gleich in ihr Bettchen geschickt zum Ausruhen. Einfaches Essen, das allen schmeckt und von allen zubereitet werden kann. Abschottung von der Außenwelt und allen evt. Ansprüchen anderer Menschen, „wir sind leider eingeschneit".

Alles nur freiwillig, wenn Motivation vorhanden, sonst reine „Gammeltage", bei uns mit Kater vor dem brennenden Kaminfeuer auf den Teppichen und Sofas, allenfalls werden neue Spiele ausprobiert oder es wird gelesen/vorgelesen und geredet bei Tee, Kerzenschein und – bei Bedarf – sanfter Musik.

Geschenke nur für die Kinder/evt. auch die jetzt erwachsenen Kinder, in Maßen, eine Freundin von mir hat die Regel nur ein Geschenk für maximal 20 € von jedem für jeden, klappt gut und erspart viel Stress.

An den Feiertagen und zwischen den Jahren passiert so wenig wie möglich, keine Pflichten, keine Termine. Wer Bewegungsdrang hat, geht dem nach, wer nicht, lässt es (keine "gesunden" Zwangsspaziergänge).

Handys bleiben unbenutzt, der Computer ausgeschaltet, das Telefon stumm geschaltet, wenn wir Ruhe haben wollen.

KEINE VERWANDTEN! Nur Wahlverwandtschaften, d. h. die liebsten Freunde können in Erwägung gezogen werden, und das auch nur, wenn mit deren Besuch für niemanden Stress verbunden ist.

Anne, Psychoanalytikerin

—

Religion und Spiritualität

Körperübung: Augen entspannen

Machen Sie es sich an Ihrem Wohlfühlort bequem und lehnen Sie sich zurück. Reiben Sie Ihre Handflächen aneinander und legen Sie sie dann über Ihre Augen. Wenn Sie die Finger dabei über der Stirn kreuzen, entsteht eine Höhle für Ihre Augen, die ganz dicht ist. Schließen Sie die Augen. Zuerst sehen Sie vermutlich Lichtflecken und Blitze – warten Sie bis die Augen sich beruhigt haben, dann wird es ganz schwarz.
Das ist für die Augen sehr erholsam. Nehmen Sie danach die Hände langsam weg und schauen Sie in die Ferne. Gut ist es, wenn Sie einen schönen Gegenstand oder ein Bild ansehen können. Oder schauen Sie aus dem Fenster in die Landschaft, wenn das möglich ist.
Reiben und klopfen Sie sachte über Ihre Augenlider und die ganze Partie um Ihre Augen herum.

—

Kultur bestimmt, wie wir leben und was wir glauben. Selbst wenn Sie nicht religiös sind oder nicht an eine christliche Religion glauben, bestimmt doch ihre innere Haltung, wie Sie Ihren Platz im Leben wahrnehmen, und diese innere Haltung ist uns oft nicht bewusst, weil wir in einem bestimmten Gefüge erzogen worden sind. Auch wenn die Eltern nicht mit uns in die Kirche gehen, wachsen wir in Deutschland in einer christlich geprägten Kultur auf und verinnerlichen eine bestimmte

Ethik.

Zum Erwachsenwerden gehört auch dazu, dass man die Ethik, die Werte und die Glaubensvorstellungen überprüft. Sind es auch meine? Was will ich leben und glauben?

Wir dürfen und müssen sogar selbst entscheiden, was für uns gelten soll.

Eine spirituelle Haltung, um es ganz allgemein auszudrücken, ist nichts Ererbtes oder Unverrückbares. Echter Glaube kann nur entstehen, wenn man frei wählt und sich freiwillig zu etwas bekennt.

Einfach nur tun, mitmachen ohne es wirklich zu glauben, bleibt an der Oberfläche und wirkt nicht stabilisierend auf unsere Seele. Das ist meiner Meinung nach aber der Sinn eines Glaubens.

Die Welt und unser Alltag sind unberechenbar, verändern sich dauernd, und wir leben in einer permanenten Unsicherheit.

Vieles, was wir tun, dient dazu, Unsicherheit im Leben zu reduzieren, und unsere materiell geprägte Gesellschaft will uns glauben machen, dass Besitz Sicherheit verschaffen könnte. Wir können eine Weile darauf hereinfallen, aber spätestens, wenn wir krank werden oder Liebeskummer haben, wenn wir unsere Arbeitsstelle verlieren oder das Älterwerden an unserem Körper beobachten, funktioniert der Verdrängungsmechanismus „Besitz" nicht mehr.

Es ist aber nicht notwendig, zu warten, bis eine Krise in unserem Leben eintritt. Wenn Sie sich regelmäßig Zeit nehmen für Meditation oder Gebet, können Sie in Ihrem Inneren einen Ort finden, der Ihnen Sicherheit gibt.

Innere Ruhe, ganz bei sich ankomme, und an den Ort kommen, wo sie nicht mehr so viel Angst haben, ruhiger werden und Abstand gewinnen können. Das ist das Ziel, wenn Sie sich spirituellen Praktiken zuwenden.

Glauben ist nichts Intellektuelles und hat nichts mit dem Verstand zu tun. Es geht auch nicht darum, zu beweisen, dass es Gott, eine Göttin oder eine höhere Weisheit gibt. Es geht darum, zu erleben, dass Sie sich sicher fühlen können, geborgen, wertgeschätzt, und dass grundlegend alles gut ist, wenn Sie für einen kurzen Moment alles loslassen können, was Ihren Alltag ausmacht.

Besonders gut dafür geeignet ist Meditation.

Über Meditation

Zum Meditieren muss man nicht im Lotussitz sitzen können, man muss es nicht stundenlang oder jahrelang praktizieren, um einen Effekt zu erreichen. Es ist auch nicht möglich, das Denken komplett abzustellen. Das erreichen selbst erfahrene Meditierende nur für kurze Zeit. Unser Gehirn lässt sich nicht abschalten, aber wir können unseren Gedanken weniger Aufmerksamkeit schenken, sie weniger wichtig nehmen, das ist ein Teil davon, was Meditation ausmacht.

Unser Gehirn ist dazu geschaffen zu denken, es kann gar nicht anders, als dauernd Gedanken zu produzieren, das ist seine Aufgabe. Wichtig ist, dass Sie wissen, dass Sie Ihrem Gehirn Aufträge geben, indem Sie beginnen, über etwas nachzudenken. Wenn Sie sich Sorgen machen, dann registriert Ihr Gehirn nur, dass es darum geht, jetzt möglichst alles zu sammeln, was mit diesen Sorgenverknüpft ist. Und das macht es sehr effektiv. Es arbeitet nämlich assoziativ. Das heißt, es verbindet alles Mögliche mit einem Gedanken, was auch nur ein bisschen damit zu tun hat.

Zum Beispiel: Sorgen über Weihnachten. Es beginnt mit dem Essen, vom Essen springt das Gehirn zum Kochen und Einkaufen, Tischdecken und Dekorieren. Vom Essen springt es zur Kleidung, die Sie tragen wollen, dann zu Ihrem Gewicht, dann zu einer Bemerkung, die jemand darüber gemacht hat ... usw. Das Gehirn macht, was Sie ihm aufgetragen haben: Sorgen zusammentragen.

Dass dabei Ihre Gefühle in den Keller rutschen, registriert das Gehirn zwar auch, aber das ist kein Grund, damit aufzuhören. Das Gehirn hört erst auf, wenn Sie ihm eine andere Aufgabe geben.

Wie geht das?

Sie können merken, dass Sie in einer Sorgenschleife festhängen, und sich innerlich STOPP sagen. Aber wenn Sie dann dem Gehirn keine neue Aufgabe geben, wird es da weitermachen, wo es vor dem Stopp aufgehört hat. Manchmal ist es wichtig, sich diese Gedanken anzuschauen, aber nicht immer, und vor allem nicht regelmäßig.

Geben Sie Ihrem Gehirn einen anderen Auftrag, indem Sie sich auf etwas Schöneres konzentrieren oder auf Ihren Atem.

Bei der Meditation beobachtet man seine Gedanken und schenkt ihnen keine Bedeutung und bewertet sich nicht. Man registriert: Okay, das denke ich jetzt also. Sie können sich vorstellen, Ihre Gedanken würden wie

Wolken vorüberziehen. Dann wenden Sie sich Ihrem Atem zu, beobachten wie er ein- und ausströmt, und wie der Körper sich dabei bewegt.

Wenn Ihnen ein Gedanke besonders wichtig vorkommt und er hartnäckig festzusitzen scheint, hilft es, wenn Sie sich sagen:

Alles, was wichtig ist, kann nachher wieder kommen.

Kehren Sie immer wieder zu Ihrem Atem zurück, ohne sich zu ärgern oder sich für unfähig zu halten. Bleiben Sie freundlich mit sich.

Manchmal wird empfohlen, sich auf eine Kerzenflamme zu konzentrieren oder auf ein Mantra, also einen Satz, den man innerlich wiederholt. Das ist auch eine Möglichkeit.

Ich empfehle Ihnen, sich auf Ihren Körper zu konzentrieren, damit die Erfahrung der Meditation sich mit Ihrem Körper verknüpfen kann. Wie ich anfangs schon sagte, werden Veränderungen wirksam, wenn sich auch etwas in Ihren Gefühlen und in Ihrem Körper ändert.

Die Meditationserfahrung, die als Leerwerden von Gedanken und Gefühlen, als Nachlassen von Bedürfnissen und die Verbindung mit dem Göttlichen beschrieben wird, ist keine intellektuelle Erfahrung. Auch wenn man versucht, sich von den Bedürfnissen des Körpers unabhängig zu machen, darf der Körper nicht abgeschaltet werden.

Die spirituelle Erfahrung findet mit Ihrem Körper statt! Sie sind Ihr Körper und können keine Erfahrung ohne ihn machen. Denn alle Erfahrung findet durch den Körper statt.

Ganz bei sich ankommen und Ganzsein kann also nur in Harmonie mit dem Körper stattfinden, indem Sie ihn als Teil Ihres Ichs wahrnehmen, akzeptieren und annehmen.

Ich bin überzeugt davon, dass es egal ist, wie man es nennt: im Hier und Jetzt sein, bei Gott sein, Erleuchtet sein, Eins sein usw., das alles kann nur im Ganz-bei-mir-sein stattfinden. Einssein mit sich ist Einssein mit dem Göttlichen – oder wie Sie es nennen möchten.

Katharina Ceming beschreibt in ihrem Buch „Spiritualität im 21. Jahrhundert" drei Stufen der Spiritualität, und ich möchte ihre Darstellung in meinen eigenen Worten wiedergeben.

Die erste Stufe ist das Bedürfnis, dass es mir selbst gut gehen soll. Ich bete zu Gott mit der Bitte, er solle mir helfen.

Auf der zweiten Stufe schließe ich mich einer Gemeinschaft an, die ein bestimmtes Konzept von Göttlichkeit hat, Regeln, Rituale und Ordnungen aufstellt. Meine spirituellen Handlungen haben also eine Verbindung mit einer Gemeinschaft.

Auf der dritten Stufe begreife ich, dass die Welt und alle Menschen miteinander verbunden sind und beziehe sie in mein Wohlwollen mit ein. Ich finde zu Akzeptanz und Toleranz.

Mich hat diese Darstellung beeindruckt, und sie hat mich angeregt, über meine eigenen spirituellen Stufe nachzudenken. Ceming sagt, dass die Stufen sich nicht ablösen, sondern die jeweilige höhere die tiefere beinhaltet.

Dieses Modell hat eine Menge Implikationen, die sie in ihrem Buch diskutiert, die ich hier aber nicht weiter aufgreifen möchte. Was mir wichtig erscheint, das ist die Verbindung zu meiner Theorie *KörperReich*.

Ich unterscheide die Körperebene, Emotionsebene und Verstandesebene, und ich denke, man kann diese mit den drei Stufen der Spiritualität in Bezug setzen.

Auf der Körperebene erleben wir über die Sinne die Bedürfnisse unseres Körpers. Sie ist die Basis von einer gesunden psychischen Verfassung. Wenn auf dieser Ebene etwas nicht „funktioniert", dann können auch alle anderen Ebenen nicht gesund sein.

Auf der Emotionsebene erleben wir die Gefühle, die sich aus den Sinnes- und Körperwahrnehmungen der Körperebene zusammensetzen.

Die Verstandesebene, oder man könnte auch sagen die geistige Ebene, begreift, bewertet und versteht die Wahrnehmungen der anderen Ebenen.

Da die Erleuchtung, das Einssein, die Gotteserfahrung u.a. auf der geistigen Ebene stattfinden, behaupte ich, dass dies nur in einer harmonischen und gesunden Art stattfinden kann, wenn die beiden anderen Ebenen „in Ordnung" sind.

Was heißt das?

Wir hören und erleben immer wieder, dass geistige Führer und Priester Fehler begehen. Sie veruntreuen Gelder, ziehen in Kriege, missbrauchen Kinder, diskriminieren Frauen usw. Wie kann das sein, obwohl sie doch auf einer hohen spirituellen Stufe stehen? Ich denke, das liegt daran, dass sie die anderen Ebenen vernachlässigt haben, oder diese verkümmert sind. Sie sind abgeschnitten von ihren körperlichen und emotionalen Bedürfnissen, wissen nicht, wie diese angemessen befriedigt werden können.

Wenn Sie lernen, Ihre Bedürfnisse zu spüren und immer besser wissen, wie Sie sich um sie kümmern müssen, dann schaffen Sie eine gesunde Basis für eine Emotionsebene, auf der Sie kein Chaos anrichten, weder bei sich, noch bei anderen. Sie benutzen andere Menschen nicht dafür, dass diese Sie glücklich machen müssen. Sie genießen das Zusammensein, ohne abhängig voneinander zu sein.

Wenn Sie sich also darum kümmern, dass die Körperebene und die Emotionsebene im Lot sind, dann werden Sie auch eine stärkende und für alle gesunde geistige Ebene erreichen. Ohne Mühe und ohne den Kontakt zur Realität zu verlieren.

Das war jetzt ein weiter Bogen hin zu meiner Erkenntnis, dass Meditation im Körper beginnt, die Gefühle beruhigt und dann einen Zustand des Einsseins mit sich nach sich zieht.

Es spielt keine Rolle, welcher Glaubensüberzeugung Sie folgen, Sie finden Sinn, Vertrauen in sich und die Welt und ein Aufgehobensein. Ein Gefühl der Sicherheit kann entstehen, das nicht von äußeren Gegebenheiten abhängig ist.

Ein guter Einstieg in die Meditation ist diese Übung:

Körperübung: Innenraum

Setz dich bequem hin, lass dein Gewicht in die Unterlage sinken. Nimm einen Moment wahr, wie du da sitzt. Nimm deinen ganzen Körper von oben bis unten wahr.

Alle Gedanken und Bilder aus dem Alltag, die jetzt noch auftauchen, lass einfach vorüberziehen.

Sage dir: *Alles was wichtig ist, kann nachher wiederkommen.*

Spüre, wie du atmest.

Du musst nun nicht extra langsam oder tief atmen.

Beobachte nur, wie der Atem von allein kommt und geht.

Der Atem kommt und geht, ohne dass du etwas dazu tun musst.

-

Lege deine Hand auf den Brustkorb und nimm wahr, wie er sich beim Atmen bewegt.

Er hebt und senkt sich.

-

Spüre, wie der Lebensatem in dich einströmt, dich füllt und nährt.

Spüre, wie er wieder ausströmt.

-

Der Atem ist auch in den Schultern spürbar.

Sie heben und senken sich ein ganz kleines Stück.

-

Auch der Rücken bewegt sich beim Atmen: unter den Schulterblättern und den hinteren Rippen. Hier weitet sich der Rücken, dehnt sich aus, wenn der Atem einfließt, zieht sich zusammen, wenn er wieder ausströmt.

108

Nimm wahr, dass es da einen Raum in dir gibt, in deinem Brustkorb.
Spüre, wie dieser Innenraum mit Lebensatem gefüllt wird.

Lege die andere Hand auf den Bauch, er bewegt sich beim Atmen mit.
Lass zu, dass beim Atmen der Bauch bewegt wird.

Brustkorb und Bauch heben und senken sich gleichzeitig.

Nimm wahr, dass es einen Raum in dir gibt,
in deinem Brustkorb und Bauchraum.
Spüre, wie dieser Innenraum mit Lebensatem gefüllt wird.

Dieser Raum in dir ist deine Mitte, hier wohnt dein innerstes Ich.
Spüre, wie der Atem dein innerstes Ich in deiner Körpermitte streichelt.
Beim Einströmen und Ausströmen.
Nimm diesen Innenraum wahr.
Er ist deine kostbare Mitte.
Sie wird genährt durch deinen Atem.
Verweile einige Atemzüge lang in deiner Mitte.

Spüre, wie sich dein Innerstes anfühlt.
Ganz mühelos lass innere Bilder oder Farben aufsteigen.
Lass ein Bild von deinem innersten Ich entstehen.
Es kann eine vage Form oder Farbe sein, vielleicht ein

Leuchten.
-

Diese Mitte ist immer in dir. Du kannst jederzeit Kontakt mit ihr aufnehmen.

—

Mach dich jetzt bereit, wieder zurückzukommen.
Spüre wieder die Unterlage, bewege Finger und Arme.
Räkle und strecke dich, atme tief durch
und sei wieder wach in diesem Raum.

—

Zeichnen Sie ein Kritzelbild von Ihrem Innenraum und Ihrem innersten Ich.

Brauchtum und Rituale

Das, was mich an Weihnachten so begeistert, ist die Allgemeingültigkeit unabhängig von Religionen. Und ich bin überzeugt davon, dass es nicht der Konsum und die Werbung sind, die den Weihnachtsmann in alle Erdteile transportiert haben. Sicher spielt die Werbung eine große Rolle, aber es ist auch ein Lebensgefühl, das die Menschen anspricht.

Miryam aus Israel hat keine Sekunde an ihrem Glauben als Jüdin gezweifelt, als sie mit uns Weihnachten feierte. Sie sang mit uns die Lieder, führte die Rituale und Gebräuche durch, und etwas daran ergriff sie zutiefst.

Das Feierliche, sagte sie, hat sie angesprochen. Die Liebe, die im Schenken steckte. Das gemeinsame Singen, Spielen und Geschichtenerzählen.

Jenseits von aller Religion hat sie gespürt, dass da etwas passiert, was wertvoll ist.

Gut angezogen zu sein, ein prächtiges Geschenk mitzubringen und zu allen freundlich zu sein, ist eine Variante, wie Sie die Feiertage begehen können. Aber berührt das Ihr Herz? Oder nur Ihren Ehrgeiz, Ihre Unsicherheit oder Angepasstheit?

Macht es Sie zutiefst zufrieden? Oder nur erleichtert?

Die Bräuche und Symbole zur Weihnachtszeit sind aus vorchristlichen und christlichen Elementen zusammengesetzt, deswegen unterscheiden sie sich von Land zu Land, ja teilweise sogar von Landstrich zu Landstrich. Im folgenden Text von Judith Kraus können Sie erfahren, welche Traditionen hinter unseren Bräuchen stecken, und vielleicht auch zu Weihnachten einen anderen Zugang zu finden.

Yule und Weihnachten

von Judith Kraus

Die Menschen in christlich geprägten Regionen feiern mit diesem Fest die Geburt Jesu. Jesu Mutter war eine Jungfrau, die ihren Sohn ohne einen leiblichen Erzeuger empfing. Sein Vater war Gott bzw. der Heilige Geist. Jesu Leben war kurz, sein Tod ein Opfer um die Menschheit zu retten.

Das Motiv der Weihnachtsgeschichte ist uralt – viel älter als 2000 Jahre! Zum Zeitpunkt der Wintersonnenwende wurde und wird in den verschiedensten Kulturen und Religionen die Geburt des Sohnes der Göttin gefeiert: Die keltische Rhiannon gebiert ihren Sohn Pryderi, in Ägypten schenkt Isis Horus das Leben, Demeter bekommt ihre Tochter Persephone im antiken Griechenland und im christlichen Verständnis kommt Jesus als Sohn Marias zur Welt. Die Jungfrauengeburt gibt es ebenfalls nicht nur bei den Christen. Viel ältere Mythen berichten von Frauen und Göttinnen, die ihr Kind ohne Mitwirkung eines Mannes bekamen (Parthogenese).

Auch der Opfertod des fleischgewordenen Gottes ist ein Motiv, das in vielen vorchristlichen Religionen auftaucht. Der „Hirschkönig" der Kelten muss am Ende des Vegetationsjahres sterben, und in Krisensituationen gibt der Gottkönig freiwillig sein Leben für sein Land und sein Volk.

Wie auch immer – in der längsten und dunkelsten Nacht des Jahres wird überall auf der Welt gefeiert. Die Sonne wendet ihren Lauf, und das Licht tritt den Weg zu uns zurück an. Von diesem Moment an werden die Tage wieder länger.

Bevor elektrisches Licht und Zentralheizung unsere Wohnungen ganzjährig hell und warm machten, war dieser Kalendertag für die Menschen der nördlichen Hemisphäre von ganz besonderer Bedeutung – und je nördlicher der Lebensraum, um so wichtiger. Mittwinter – dieser Tag, an dem es nur wenige Stunden hell ist. Nördlich des Polarkreises bleibt es den ganzen Tag dämmrig-dunkel. Was täten wir nur, wenn wir nicht wüssten, dass sich am dunkelsten Tag, in der längsten Nacht das Blatt wendet, dass die Sonne und die Wärme zurückkommen und dass der Frühling schon wartet? Wie tief wäre die Depression, wenn wir kein Vertrauen hätten in die Natur, in das Göttliche, in die Liebe? Und doch müssen wir noch aushalten, durchhalten, denn es dauert noch viele Wochen, bis der erste Vogel uns morgens mit seinem Gesang wecken wird, bis das erste Schneeglöckchen seinen Kopf aus der Erde streckt.

Um diese dunkle Zeit auszuhalten, holen sich die Menschen das Licht in die Häuser. Kerzen und Kaminfeuer bringen uns sanftes Licht und kuschelige Wärme. Der immergrüne Baum erinnert uns an die Erneuerungskraft der Natur. Sich gegenseitig zu beschenken war schon im alten Rom der Brauch an den „Saturnalien" (Der Planet Saturn regiert in der klassischen Astrologie das Sternzeichen Steinbock vom 22. Dezember – 20. Januar).

Wer kam vor dem Weihnachtsmann?
Die heutigen Weihnachtsbräuche wie Weihnachtsbaum, Weihnachtsmann, Christkind, das Schenken, traditionelles Weihnachtsessen werden aus sehr unterschiedlichen Quellen genährt und variieren auch je nach Region und Familientradition. Dem altisländischen Schriftsteller und Politiker Snorri Sturluson (1179 – 1241) zufolge wurde das heidnische Julfest erst im 10. Jahrhundert mit dem Fest der Geburt Christi zusammengelegt.

Für unsere germanischen, keltischen, wendischen Vorfahren war also der Tag der Wintersonnenwende am 21. Dezember ein ganz besonderer Festtag. Im Verlauf des Jahreskreises gibt es insgesamt 8 besondere Tage: Die Sonnenfeste (Winter- und Sommersonnenwende, Frühlings- und Herbstäquinoktium) und die Tage, die den Beginn eines Jahresviertels markieren: Lichtmess, Brigid oder auch Imbolc genannt am 1. Februar. Beltane oder Walpurgisnacht in der Nacht vom 30. April zum 1. Mai. Lammas oder Lughnasad am 1. August. Und Samhain oder Halloween in der Nacht vom 31. Oktober auf den 1. November.

Mit der Wintersonnenwende ist der tiefste Punkt des Jahreskreises erreicht. Die Wochen davor, vom Ahnenfest Samhain am 1. November bis zum 21. Dezember, sind die dunkelsten und trübsten. Im November beschäftigen wir uns noch mit der Thematik des Sterbens und des Todes. Wir denken an Allerheiligen, am Totensonntag an unsere Lieben, die von uns gegangen sind. Ende November ist das Thema abgeschlossen, und jetzt heißt es „Warten". Die Uhr und den Kalender können wir nicht beschleunigen. Und wir müssen aushalten. Die Dunkelheit im Dezember, der Nebel, die Kälte – das alles gilt es auszuhalten und zu warten, bis der ersehnte Tag der Wintersonnenwende und das Weihnachtsfest endlich da sind.

Wie wäre es denn, die Vorweihnachtszeit einmal anders zu verbringen? Die Stille zu erfahren und zu genießen? Anzuerkennen, dass es jetzt gerade nichts zu tun gibt, außer zu warten? Sich Zeit zu nehmen? Nachdem wir das Alte zu Halloween beerdigt haben, eine schöpferische Pause zu machen, bevor es nach dem Weihnachtsfest wieder weiter geht?

In vorchristlicher Zeit verehrten die Menschen in Mitteleuropa die Große Göttin unter verschiedenen Namen. In einigen Regionen hieß sie Frau Holle, Hulda, Bercht, Percht, Freya oder Frau Gode. All diese Göttinnen sind Ausdruck der Großen alten Muttergöttin, die seit Anbeginn der Menschheitsgeschichte verehrt wurde. Die ältesten Abbildungen und Statuen zeigen Frauen, die die Merkmale der Mutter tragen: Bauch, Brüste wie z.B. die berühmte Willendorferin oder die Göttin vom Hohle Fels.
Frau Holle oder eine ihrer Schwestern besuchte die Menschen in dieser magischen Nacht. Sie brachte Geschenke, segnete Menschen, Felder und Vieh. Sie sorgte dafür, dass die Menschen in der „Mutternacht" am 24. Dezember die Sprache der Tiere verstehen konnten. Aber sie war auch streng: Wer sich gegen die göttli-

che Ordnung verging, wurde von ihr bestraft.

Die Römer kannten die Göttin Lucina als die „Licht-bringerin" und Beschützerin der Gebärenden. Im Nordischen verwandelt sich Lucina zu Lucia, deren Fest in skandinavischen Ländern am 13. Dezember gefeiert wird. Lucia symbolisiert im tiefsten Winter die Wiedergeburt der Sonne und des Lichts. In Skandinavien trägt die Luzienbraut (das älteste Mädchen der Familie) am Morgen des 13. Dezember einen Kranz aus Preiselbeerzweigen mit brennenden Kerzen. Sie ist bekleidet mit einem langen, weißen Kleid und einer Lichterkrone auf dem Kopf. Sie weckt alle Familienmitglieder und bringt ihnen Frühstück ans Bett.

Die Rauhnächte

Die Wintersonnenwende war aber vor allem der Beginn einer magischen Zeit: der Rauhnächte. Diese dauern bis zum 6. Januar. Wenn man das Jahr nach Mondmonaten berechnet, dann bleiben am Ende einige Tage übrig, das ist die Zeit „zwischen den Jahren". Der Name kommt von „rauh" = haarig, mit Fell bekleidet oder auch von „Räuchern", da man in dieser Zeit das Haus ausräuchert, um die „bösen Geister" zu vertreiben. Die „Wilde Jagd" ist in den Lüften unterwegs: magische Geschöpfe, Geister, die Seelen der Verstorbenen. Für sie gelten die menschlichen Gesetze nicht, und sie klopfen in dieser Zeit an unsere Türen.

Keine Zeit im Jahr ist so von Sagen und rituellen Bräuchen umwoben wie die zwölf Rauhnächte. Die meisten Erzählungen über Rauhnachtbräuche beinhalten Schutz- und Abwehrriten gegen böse Geister, doch ist anzunehmen, dass es bei diesen Riten ursprünglich genau um die gegenteilige Intention ging, nämlich dass die Menschen mit diesen Bräuchen den Kontakt zur anderen Welt lebendig halten wollten. Ein Besuch dieser Wesen galt als glück- und segenbringend für Haus, Hof und die ganze Familie. Wahrscheinlich diente auch das Ausräuchern des Hauses eher dazu, Geister anzulocken, statt zu vertreiben. Räucherungen gehören in vielen Religionen zu den klassischen Gaben an die feinstoffliche Welt. Auch der zweite traditionelle Brauch, das Bewirten und Beschenken der Andersweltwesen, will diese zwischenweltlichen Begegnungen fördern. Perchten, Weihnachtswichtel und andere Wesen mögen vor allem Bier und Grütze, die in der Nacht vor das Haus gestellt werden.

—

Meditation zur Wintersonnenwende

Die Meditation zur Wintersonnenwende ist ein Fest des Vertrauens, der Wandlung und der Wiedergeburt.

Mache es dir an deinem Wohlfühlort bequem und sorge dafür, dass du für eine Weile nicht gestört wirst. Im Raum sollte es ganz dunkel sein, kein Licht brennen. Bereite einige Kerzen vor, die du im Raum verteilst. Eine davon und Streichhölzer befinden sich in Reichweite. Vielleicht möchtest du eine schöne entspannende Musik auflegen oder mit Duftlampe oder Räucherstäbchen für ein angenehmes Raumklima sorgen.
Mache es dir bequem, ohne in den Schlaf zu sinken.
Atme einige Male tief und spüre, wie jegliche Anspannung aus deinem Körper weicht. Lasse dich mit jedem Atemzug tiefer in die Entspannung sinken.

Stell dir vor, du gehst durch dein Haus und kommst in einen Flur, den du nicht kennst. Neugierig gehst du ihn entlang und siehst dich um. Der Flur hat viele Türen.
Hinter jeder Tür befindet sich ein Raum deines Lebens. Wie im Märchen von Dornröschen schlafen dort alle.
Schau dir deinen Arbeitsplatz an: All deine Kollegen schlafen, die Arbeit ruht. Es gibt nichts zu tun, alles kann warten.

In anderen Räumen schläft deine Familie.
Schau dir an, wie sie alle friedlich schlafen, niemand will mehr etwas von dir.

All deine Aktivitäten schlafen ein, deine Freunde ruhen, all deine Hobbies machen Pause.

-

Der Straßenverkehr und alle Betriebsamkeit in der Stadt ruht, alle Geräusche verstummen.

-

Stell dir jetzt vor, dass du in ein Schlafzimmer kommst, das dir ganz allein gehört. Es ist so eingerichtet, wie es dir gefällt.

-

Dort rollst du dich gemütlich auf einem wunderschönen Bett zusammen und ruhst dich aus, denn jetzt ist die Zeit, um Pause zu machen „zwischen den Jahren". Gönne dir Ruhe und Zeit, um das alte Jahr zu verdauen und Kraft zu sammeln für das neue Jahr. Die Kraft, die aus der Stille kommt, aus der Dunkelheit, ist für dich. Du musst nichts denken, nichts tun, nichts organisieren. Alles ist still und dunkel. Genieße den Zustand.

-

Wenn du ausgeruht bist und dich ganz leer und frei und unbeschwert fühlst, dann stell dir vor, dass ein Engel oder ein anderes gutes Wesen dir ein Licht bringt. Es ist ein Geschenk für dich, für das neue Jahr. Vielleicht spürst du, dass eine ganz besondere, bisher verborgene Eigenschaft von dir ans Licht kommen kann.

-

Nimm das Geschenk an, bedanke dich und verlasse das Haus deines Lebens.

Komm nun wieder an deinem Wohlfühlort an.
Atme ein paarmal tief, bewege Hände und Füße, räkle dich. Setze dich auf, öffne die Augen.

Sprich laut deinen Namen!

—

Wenn Sie wieder in dieser Welt angekommen sind, dann entzünden Sie die erste Kerze, an der alle weiteren angezündet werden, bis der Raum in helles, warmes Kerzenlicht getaucht ist.

—

Weihnachtssehnsüchte

Schneiden Sie Bilder aus Zeitschriften aus, nehmen Sie Servietten, Postkarten oder Bilder und erstellen Sie eine Collage, die alles enthält, was Weihnachten für Sie wundervoll macht.

Vielleicht möchten Sie damit auch die Prinzipien, die Sie für sich gefunden haben, sichtbar machen. Gestalten Sie die Collage also so, wie es Ihnen entspricht:

Bunt, lebendig, abenteuerlich
Gemeinschaft, Nähe, Romantik
Schlichtheit, Einfachheit, Langsamkeit
Gemütlich, lustig.
Ruhig, friedlich

—

Kurzgeschichte: Silberschweif

von Elke Weigel

Vor langer, langer Zeit lebte einmal ein Wolf einsam in einem Pinienwald. Er war ein besonders großes Tier mit einem Silberstreifen auf dem Rücken und wachen Sinnen, denen nichts entging. Eines nachts hörte er Laute in der Nähe, die er noch nie vernommen hatte. Er schlich sich an, pirschte schließlich auf dem Bauch näher und konnte von einem Gebüsch aus ein paar Wesen erkennen, die neben einem Feuer kauerten.

Aus einem winzigen nackten Gesicht, eingepackt in ein Fellbündel, kam ein schrilles Heulen. Ein Weibchen, das gerade geboren hatte – das konnte er am Blut wittern – trug das Kleine im Arm. Sie setzte sich mit überkreuzten Beinen an das Feuer, schlug ihren Umhang auseinander, und sofort erreichte intensiver Milchgeruch die Nase des Wolfes. Das Heulen verklang und ein zufriedenes Schmatzen drang zu ihm. Gleichzeitig schwangen wundervolle Töne in die Höhe und hallten wie der Gesang von Vögeln durch die Luft.

Der Wolf drehte die Ohren, um das Vibrieren der Stimme aufzunehmen. Ein Schauder ging durch seinen Körper. Es war die Mutter, die ihrem Neugeborenen Milch gab. Sie sang und alles wurde still.

Etwas Uraltes stieg in die Erinnerung des Wolfes: Milch, Wärme und der Schutz eines Körpers, unbedingt wollte er diesem wundervollen Gesang antworten. Er streckte den Hals, hob die Schnauze in den Himmel, der von Sternen übersät war und heulte – schenkte dem Weibchen sein Lied.

Als er geendet hatte, bemerkte er einen Tumult am Feuerplatz. Die Wesen liefen schreiend hin und her, die Tiere brüllten und stampften, wollten durch die Dornenbüschel brechen, die sie auf einem Platz zusammenhalten sollten, Stöcke schlugen und ein aufgeregtes Hin- und Herlaufen begann.

Der Wolf sprang aus dem Unterholz und flüchtete in die Dunkelheit. Er rannte und rannte, den Berg hinauf, unter seinen Pfoten flogen Steine und Sand. Auf halber Höhe den Berg hinauf blickte er noch einmal zurück. Die Mutter stand mit dem Neugeborenen im Arm am Feuer. Er meinte, ihre Augen zu erkennen, dunkel und warm, wie die ersten Augen, an die er sich erinnerte. Sein Herz schlug schnell und schneller. Die anderen Wesen jagten ihn schreiend, warfen Stöcke und Steine.

Er lief, wie noch nie ein Wolf gelaufen war. Die Luft peitschte um seine Nase, füllte seine Schnauze mit Kälte, in seine Augen traten Tränen und die Beine wirbelten so schnell, dass er die Steine und den Sand unter seinen Pfoten nicht mehr spürte. Er trat auf die Spur des Windes, raste über den Himmel und der Silberstreifen auf seinem Rücken leuchtete hell.

In der Ebene sahen drei weise Männer den Silberstreif am Himmel aufglühen.

„Das ist der richtige Weg, wir werden den König dort unter dem Sternenlicht finden", sagten sie und gingen weiter.

—

Aktive Entspannung

Ich stelle Ihnen die Technik der aktiven Entspannung mit Hilfe von Bildern vor. Für diese Form der Fantasiereise brauchen Sie ein Bild von einer Landschaft, die Ihnen gefällt.

Das Unbewusste reagiert sehr stark auf Bilder, deshalb sind die Fotos eine gute Hilfe, neue Erinnerungsspuren zu legen, die auch in tieferen Schichten unseres Bewusstseins wirksam werden.

Ob wir es Seele oder Unbewusstes nennen, es gibt einen Teil in uns, der zur Ruhe kommt und Kraft tankt, wenn wir uns an Orte und Situationen erinnern, die uns Wohlbehagen und Freude bereitet haben. Dabei ist es nicht wichtig, ob diese Orte real existiert haben oder existieren, ob wir jemals wirklich dort gewesen sind. Mithilfe der Fotos können Sie an heilende Orte gelangen, dort verweilen und gestärkt in Ihren Alltag zurückkehren. Der Text der folgenden Fantasiereise führt Sie in die Entspannung und in die Orte, die auf dem Foto zu sehen sind. Außerdem werden Sie dazu angeregt, Körperhaltungen und Bewegungen zu machen, die den Entspannungseffekt noch verstärken.
Die Fotos helfen Ihnen, Ihre Alltagsgedanken abzuschalten. Die Bilder unterstützen dabei, nicht in Gedanken abzuleiten oder einzuschlafen, da Sie dabei sitzen und die Augen die meiste Zeit nicht schließen.

Über die Wirksamkeit der aktiven Entspannung:

Wählen Sie ein Bild aus, das Sie gerade im Moment anspricht. Lesen Sie den Text durch, machen Sie immer wieder eine Pause und betrachten Sie das Bild.
Wenn Sie die Übungen ein paar Mal mithilfe des Textes durchgeführt haben, dann werden Sie bemerken, dass das Ansehen der Bilder allein ausreicht, Sie schon in eine entspanntere Verfassung zu bringen.
Auch die Körperhaltungen und Bewegungen tragen dazu bei, dass Sie Ihren Körper auf Entspannung konditionieren. Wenn Sie sie ausführen, werden Sie zunehmend schneller loslassen können.
Sie können die Bilder zu Hause oder an Ihrem Arbeitsplatz aufstellen und sich daran erinnern, dass kurze Pausen im Alltag wichtig sind. Schalten Sie in Ihren Pausen ein paar Minuten ab und gehen Sie im Bild spazieren. Sie werden erfrischt und gestärkt mit Ihrer Arbeit fortfahren können.

—

Fantasiereise: Verzauberte Welten

Mache es dir an deinem Wohlfühlort bequem.
Zunächst kannst du die Augen schließen oder auf einen Punkt auf dem Boden oder der Wand sehen – das Bild ist erst später Ziel deiner Aufmerksamkeit.
Sieh nicht umher, sondern nimm wahr, wie du da sitzt, nimm wahr, wie du Kontakt zur Unterlage hast.
Es gibt kein Richtig oder Falsch, registriere, wie es im Moment ist. Vielleicht willst du die Sitzposition ändern, dann kannst du das gerne tun.

Wenn Gedanken oder Bilder aus deinem Alltag auftauchen, dann schicke sie freundlich beiseite. Stelle dir vor, dass sie in einem Schatzkästchen aufbewahrt werden. Jedes Mal, wenn ein Bild oder ein Gedanke auftaucht, den du nicht in der Fantasiereise haben möchtest, schicke ihn freundlich beiseite und sage dir: *„Alles was wichtig ist, kann nachher wieder kommen."*

Lege deine linke Hand locker auf deinen Oberschenkel. Achte darauf, dass du die Schulter nicht hochziehst oder den Ellenbogen anspannst.
Streiche mit der rechten Hand die linke aus. Sei mit deiner ganzen Aufmerksamkeit bei deiner Hand. Berühre sie so, als sei es die Hand einer anderen Person, sei liebevoll und achtsam. Stell dir vor, du sagst „Guten Tag" zu deiner Hand.
Nimm wahr, welche Art der Berührung deine linke Hand braucht.
Sanft oder fest? Wie langsam soll die Berührung sein?

Achte darauf, an welchen Stellen deine Hand welche Berührung braucht.
Wende dich auch der Innenseite zu.

Halte inne und spüre einen Moment, wie die Energie in deiner linken Hand strömt.

Jetzt lege die rechte Hand auf den Oberschenkel und streiche sie aus. Richte deine ganze Aufmerksamkeit auf deine Hand. Stell dir vor, du sagst „Guten Tag" zu deiner Hand.
Wie möchte sie berührt werden?
Sanft oder fest? Wie langsam sollen die Berührungen sein?

Wende dich auch der Innenseite zu.

Lege beide Hände ab, ohne dass sie sich berühren. Nimm wahr, wie die Energie in deinen Handflächen strömt.
Vielleicht gibt es einen Unterschied zwischen den Händen, das ist in Ordnung.

Wie warm sind deine Hände?
Wie groß fühlen sie sich an?
Wie schwer sind sie?

Spüre die Präsenz deiner Hände von der Haut bis ins Innere hinein. Deine Hände arbeiten den ganzen Tag für dich, schon viele Jahre lang.

Lege nun die Hände auf deinen Kopf, mache sie weich und liebevoll und streiche vom Kopf bis zu den Füßen deinen ganzen Körper ab.

Beginne noch einmal am Kopf, verweile einen Moment im Nacken und streiche wieder bis zu den Füßen.
Nimm wahr, wie die Energie in deinem Körper strömt.

Richte nun deine Aufmerksamkeit auf das Bild, das du dir ausgesucht hast.
Lass deine Augen darauf herumwandern. Wo möchte dein Blick verweilen?

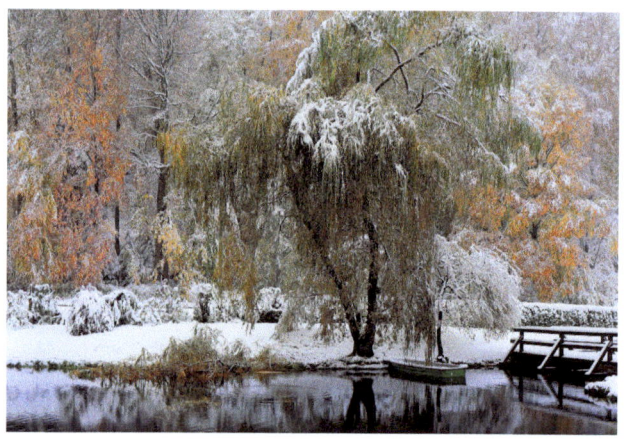

Suche spontan ein Detail, das dir nicht sofort ins Auge gefallen ist. Eine Kleinigkeit – und sieh sie dir genauer an.
Was ist es?
Welche Farbe hat es?
Welche Oberflächenstruktur? Ist es weich? Hart? Elas-

tisch?

-

Wandere weiter mit deinen Augen über das Bild.
Stelle dir vor, du gehst näher heran. Das Bild wird in deiner Vorstellung lebensgroß, und du kannst in die Landschaft hineingehen.
Vielleicht dauert es einen Moment, bis du alles um dich herum siehst. Diese Verwandlung geht ganz leicht und mühelos.

-

Du kannst nun gerne die Augen schließen und in deiner Fantasie die Landschaft des Bildes entstehen lassen. Oder du lässt weiterhin die Augen geöffnet und folgst trotzdem deiner Fantasie – beides ist möglich.

-

Begib dich in das Bild hinein und spüre mit dem Körper, wie es ist, dort zu sein.
Du kannst die Atmosphäre in deiner Fantasie selbst gestalten.

-

Wie hell ist es?
Mach das Licht so hell, wie du möchtest.

-

Stell dir vor, welche Gerüche du einatmen kannst. Welcher Geruch kommt dir in den Sinn? Füge noch einen Geruch hinzu, den du besonders angenehm findest.

-

Horche nun auf die Geräusche. Was kannst du hören? Lass dir einen Moment Zeit, und schon taucht ein Laut, eine Melodie oder ein Naturgeräusch auf. Vielleicht magst du es, wenn es sehr still ist, dann gestalte es so.

Spüre die Atmosphäre, die in dieser Landschaft herrscht. Friedlich? Neugier erweckend? Aufregend? Beruhigend?
-

Geh nun noch tiefer in die Landschaft hinein. Sieh dich neugierig um. Stell dir vor, du kannst alles berühren. Streiche über das eine oder andere. Tippe etwas mit dem Finger an. Oder spüre etwas anderes zwischen den Fingerspitzen.
-

Wähle nun etwas aus, das du gerne in die Hand nehmen möchtest. Einen Zweig, einen Stein oder etwas anderes. Nimm es und spüre das Gewicht.
Wie schwer ist es?
Wie fühlt sich die Oberfläche an?
Beobachte, welche Bewegungen deine Finger beim Ertasten machen.
-

Bewege nun deine Hände und Finger wirklich so, als hättest du diesen Gegenstand tatsächlich in der Hand.
Lass deine Finger die Bewegungen machen, zu denen das Objekt einlädt.
Streicheln? Drücken? Liebkosen?
Klopfen? Schieben? Rollen?
Antupfen? Hüpfen lassen?
Probiere in Gedanken aus, was deine Hände mit dem Objekt tun können.
Stell dir vor, wie du mit damit spielst.
-

Wie spielen Kinder mit diesem Gegenstand? Lass dich davon inspirieren, wenn du möchtest.

Wage Bewegungen zu machen, die du üblicherweise

nicht ausführst.

Genieße die Begegnung mit dem Objekt.

–

Lass das Gefühl nicht nur in deinem Kopf entstehen, du kannst es auch in deinen Körper hineinsinken lassen.

Spüre, wie es sich in deinem Körper anfühlt: die Freude, die Neugier, die Vorsicht, das Staunen – was immer du erlebst.

–

Schau dich in der Landschaft um. Was siehst du noch? Welche Dinge tauchen auf?

Wähle aus. Wenn dir etwas nicht gefällt, dann schicke es einfach beiseite. Das geht leicht und mühelos. Beschäftige dich nur mit dem, was dir ein angenehmes Gefühl verschafft.

–

Vielleicht findest du etwas, das dir etwas Besonderes sagen will. Ein Gegenstand, der jetzt für dich bestimmt ist. Lass ihn vor deinem inneren Auge auftauchen.

Lausche einen Moment. Welche Botschaft hat er für dich?

–

Nun wird es Zeit, sich von der Umgebung zu verabschieden. Du kennst diesen Ort jetzt und kannst jederzeit wieder hierher kommen – und die Zeit genießen.

–

Lege das Bild beiseite.

Bewege die Finger und Arme, strecke dich. Bewege die Beine und dehne den ganzen Körper.

Sei wieder ganz wach und klar in diesem Raum.

–

Weiterführende Anregungen:

Nehmen Sie sich ein wenig Zeit und lassen Sie das Erlebte nachwirken. Vielleicht haben Sie Lust, ein Bild vom Erlebten zu malen? Sie können dazu Fingerfarben verwenden und nur die Gefühle und Stimmungen als Farbkleckse und Kritzeleien aufs Papier bringen. Vielleicht möchten Sie auch ein Detail malen, das Sie in der Fantasie gesehen haben?

Bitte machen Sie sich von jeglichem Leistungsanspruch frei. Kritzeln und malen Sie aus dem Gefühl heraus. Ihr Unterbewusstsein mag Bilder und Farben und fühlt sich verstanden, wenn sie ihm die Möglichkeit des Ausdrucks geben.

—

Das Übliche und das Neue

Wie gestaltet sich normalerweise die Advents- und Weihnachtszeit?

Schreiben Sie alle wichtigen Punkte auf:
Adventskalender
Adventskranz
Wohnung schmücken
Adventssonntage
Nikolaus
Weihnachtsfeiern
Heilig Abend
Weihnachtsfeiertage

Wie ist das üblicherweise gestaltet?
Was ist wichtig?
Was darf nicht fehlen?

Der Plan
Nehmen Sie den aufschrieb über Ihre wichtigsten Prinzipien noch einmal zur Hand und vergegenwärtigen sich, welche es sind. Dann entscheiden Sie:
Was könnten Sie komplett wegstreichen?
Vielleicht hat die Familie Verständnis dafür, wenn Sie keinen Baum aufstellen wollen, keine Plätzchen backen oder etwas anderes weglassen? Sprechen Sie mit ihren Familienmitgliedern, Sie werden überrascht sein, dass die Erwartungen nicht immer so liegen, wie Sie dachten.

Was könnten Sie vereinfachen?
Wer könnte mithelfen?
Auch das können Sie mit Ihrer Familie besprechen.

Falls Sie dazu neigen zu denken, dass alle nach Ihrer Vorstellung mitmachen und funktionieren müssen, wird das nicht realistisch sein. Die anderen Familienmitglieder haben ein recht darauf, Weihnachten anders zu empfinden als Sie.

Kinder unter 10 Jahren brauchen Sie nicht zu fragen, wie Weihnachten ablaufen soll. Sie sind in diesem Fall verantwortlich und gestalten es, so wie Sie es für richtig halten. Die Kinder werden sich wohlfühlen, weil Sie entspannt und gut gelaunt sind. Das ist in dieser Altersphase wichtiger als alles andere. Für ältere Kinder natürlich auch und für Sie sowieso immer, aber ein Familienrat funktioniert erst richtig, wenn die Kinder schon etwas älter sind. Dann können Sie auch Mithilfe verlangen, wenn Sie feststellen, dass die Kinder sehr viele Wünsche haben.

Ich feiere schon seit mehreren Jahren Weihnachten allein. Ich weigere mich einfach, zu meiner Mutter zu fahren, wenn meine Schwester dort mit Mann und Kind(ern) auftaucht. Ihre Familie vereinnahmt alles und jeden und das Fest droht in Streit und Stress auszuarten. Sogar meiner Mutter wurde es letztes Jahr zu viel mit ihrer (unerzogenen) Enkelin, einer Tochter, die wenig aufräumt und einem Schwiegersohn, der zweimal täglich warm essen muss, sich aber an Hausarbeit nicht beteiligt. (In seinem

Kulturkreis, Griechenland, ist das wohl für Männer weniger üblich.) Meine Mutter hat jedes Mal Rückenschmerzen, wenn die Familie wieder abzieht. Jetzt fährt sie mal zu meiner Schwester, damit sie wenigstens nicht Gastgeberin sein muss. Viele Familien sehen sich einmal im Jahr – zu Weihnachten. Die haben sonst wenig Gelegenheit, Konflikte auszutragen. Und nun soll man sich zusammenreißen, wenn das Fest der Liebe da ist. Da schwelt die Glut so lange, bis irgendwann mal jemand platzt. Gibt es eine Regel, dass man sich Weihnachten nicht streiten darf? Und wie sollte so ein Streit fairerweise aussehen? Meine Weihnachten sind jedenfalls in den letzten Jahren richtig entspannt gewesen – mit 1 bis 2 Hunden, vielen Büchern und allem, was ich mag. Und wenn ich Lust habe zu fasten, esse ich eben nichts. Niemand beschwert sich – herrlich!
Anike, Lehrerin

—

Weihnachten früher

Körperübung: Lächeln

Lächeln Sie ohne Grund. Eine Minute lang, und sehen Sie auf die Uhr, damit es auch wirklich eine Minute ist.

Die Muskeln, die beim Lächeln bewegt werden, aktivieren Nervenbahnen, die im Gehirn Hormonausschüttungen bewirken. Hormone, die positive Gefühle entstehen lassen. Sie können damit die Stresshormone reduzieren und Ihren Körper entlasten.

—

Nehmen Sie sich ein wenig Zeit und suchen Sie ein paar Fotos von früher heraus. Erstellen Sie eine Collage in Erinnerung an Ihre Kindheit und idealisieren Sie dafür alles.
Wenn Sie keine eigenen Bilder haben, dann können Sie Fotos aus Zeitschriften ausschneiden und ein Bild davon erstellen, wie Weihnachten am schönsten war.

Erschaffen Sie eine heile Welt, auch wenn Weihnachten in der Wirklichkeit nicht nur rosig für Sie war. Erlauben Sie es sich, alles wunderbar zu sehen. Für die Heilung von Verletzungen in der Kindheit kann das sehr wohltuend sein.

Sorgen Sie dafür, dass dabei nur gute Gefühle einfließen. Für die schlechten und kritischen ist eine andere

Übung vorgesehen (*Was an Weihnachten furchtbar ist*).
Wenn sie mit Freude und Spaß die Collage erstellen,
werden in Ihrem Gehirn neue Verknüpfungen gebildet.
Ohne Gefühle ist es nicht so wirksam, deswegen ist es
wichtig, dass Sie dafür sorgen, dass Sie sich währenddes-
sen wohlfühlen.

Hängen oder stellen Sie die Collage an einem besonderen Ort auf. Sie helfen auf diesem Weg Ihrem Inneren,
dass positive Erinnerungen entstehen und in Ihnen ver-
ankert werden. Ja, das Gehirn kann nämlich nicht
unterscheiden, ob Ihre Gefühle aus echten oder fantasierten Erinnerungen entstehen. Der positive Effekt ist
der Gleiche. Das hat nichts mit Verdrängen zu tun,
wenn Sie sich an anderer Stelle um Ihre Enttäuschungen
und Verletzungen kümmern, vielleicht sogar mit thera-
peutischer Hilfe.
Erlauben Sie es sich, dass alte Verletzungen heilen. Sie
müssen nicht daran festhalten. Sie dürfen innerlich eine
neue Stärke aufbauen, indem Sie sich um sich kümmern.
Das ist Selbstliebe!

Kurzgeschichte: O Tannenbaum

von Andrea Bottlinger

Die Frau saß auf der obersten Treppenstufe, umweht von dem Duft frischen Gebäcks, der aus einer der Wohnungen drang. Sie hatte den Kopf in die Hände gestützt, und ihr langes, braunes Haar war in einem dichten Vorhang nach vorn gefallen. Zwischen dem hohen Geländer auf der einen und der sterilweißen Wand auf der anderen Seite wirkte sie klein. Klein und verloren.

Die Frau hob den Kopf, als Ronja die Treppe erklomm, und ein schmales Gesicht kam zum Vorschein, blass und zerbrechlich wie Porzellan. Grüne Augen schienen direkt in ihre Seele zu schauen und dort etwas zu suchen.

Angesichts dieses Blicks blieb Ronja stehen, noch immer einige Stufen von der Frau entfernt. Nervös rückte sie ihre Tasche zurecht und rieb sich die von der Winterkälte klammen Finger.

„Geht es Ihnen nicht gut?"

Was für einen Grund gab es sonst, im Treppenhaus zu sitzen? Hatte die Frau sich ausgesperrt? Ronja war sich nicht sicher, sie überhaupt je zuvor im Haus gesehen zu haben. Doch das mochte nichts bedeuten. Einige der Mieter blieben gern für sich.

Die Intensität des grünen Blicks brach, als er sich nach innen richtete. Für einen Moment schien sie auf etwas zu lauschen.

„Ich ... bin mir nicht sicher."

Ronja ging die letzten Stufen hinauf, hockte sich neben

der Frau nieder. „Kann ich irgendetwas für Sie tun? Einen Arzt rufen? Wohnen Sie hier?"

Die Frau schüttelte den Kopf. „Kein Arzt. Aber ein Schluck Wasser vielleicht."

„Gern. Kommen Sie." Ronja erhob sich und streckte die Hand aus.

Die Frau saß in Ronjas Küche, den Blick fest auf den Adventskranz gerichtet, der vergeblich versuchte, Weihnachtsstimmung zu verbreiten. Ronja hatte ihn in der Hoffnung gekauft, er könne ihre Einsamkeit vertreiben, doch er machte sie nur schlimmer. Mehrmals war sie kurz davor gewesen, das Ding wegzuwerfen.

Die Frau hieß Li, oder so ähnlich, mehr hatte Ronja ihr nicht entlocken können. Sie leerte Wasserglas um Wasserglas, und mit jedem Schluck blitzte mehr Leben in ihren Augen. Sie lächelte, wirkte nun nicht mehr klein und schon gar nicht verloren.

„Nun erinnere ich mich wieder, wo ich hingehöre. Ich danke dir für das Wasser." Dann war sie fort. Nur ein leichter Duft nach Tannennadeln blieb zurück.

Für einen Moment regte Ronja sich nicht, zu überrumpelt von dem, was soeben geschehen war. Schließlich schüttelte sie den Kopf, um ihn zu klären. Dieser Tagtraum war erschreckend real gewesen.

Sie setzte sich an den Küchentisch, steckte drei der Kerzen des Adventskranzes an. Ihre Mutter hatte die Vorweihnachtszeit geliebt. Doch sie selbst fühlte nichts, während sie in die Flammen starrte.

Es war nun über ein Jahr her, dass der Lkw das Auto gerammt hatte, in dem ihre Eltern und ihr Bruder gesessen hatten. Das erste Weihnachten nach dem Unfall war die Hölle gewesen. Das zweite in einer Woche würde vor allem einsam werden. All ihre Freunde verbrachten diese Zeit mit ihrer Familie. Nur sie hatte keine mehr.

Noch am gleichen Abend landete mit einem dumpfen Plumpsen der Adventskranz in der Mülltonne, und Ronja strich sich die Tannennadeln von den Händen, erleichtert, diese Last losgeworden zu sein. Mit dem Adventskranz verschwand auch das Gefühl, sie wäre in irgendeiner Weise verpflichtet, während der Feiertage glücklich zu sein. Sie wandte sich ab, stapfte durch den Schnee zurück zur Haustür.

Bibbernd rannte sie die Treppe wieder hinauf. Für den kurzen Weg zur Mülltonne hatte sie keine Jacke angezogen. Nun atmete sie erleichtert auf, als sie wieder in ihre warme Wohnung trat. Eilig schloss sie die Tür hinter sich und sperrte die Kälte aus.

Sie streifte die Schuhe ab, hielt dann jedoch mitten in der Bewegung inne und legte lauschend den Kopf schief. Lief da nicht Wasser in der Küche? Ronja runzelte die Stirn. Es konnte doch nicht sein, dass sie vergessen hatte, den Hahn zuzudrehen?

Schnell kickte sie ihre Schuhe beiseite und durchquerte den Flur. Auf der Schwelle zur Küche hielt sie überrascht inne.

„Li?"

Li wandte sich zur ihr um, noch blasser als am vergangenen Tag, doch ihre grünen Augen strahlten. Zum ersten Mal nahm Ronja die Kleidung der Frau bewusst wahr. Fließendes Grün, das sich mit den Kaskaden des braunen Haars zu vermischen schien und jeder Bewegung eine besondere Eleganz verlieh. Ein Ärmel rutschte bis zum Ellenbogen, als Li einen Schluck aus dem Wasserglas nahm. Dann deutete sie in Richtung Tisch.

„Es freut mich, dass du die makabre Sammlung losgeworden bist."

Ronja blinzelte, brauchte einen Moment, um zu verstehen, dass Li von dem Adventskranz sprach. „Du bist ein seltsamer Tagtraum."

„Ein Traum? Wirke ich wie ein Traum?" Sie leerte ihr Glas in einem Zug, und ihre Augen erstrahlten wie Smaragde. Mit wenigen Schritten war sie bei Ronja. Ihre kühlen Finger strichen über deren Wange, hinterließen eine prickelnde Spur auf ihrer Haut.

„Fühlt sich das an wie ein Traum?"

Ronja schluckte. Ein Teil von ihr wollte sich der Berührung entgegenlehnen, doch der Rest ihres Bewusstseins war mit der Frage beschäftigt, was hier eigentlich vor sich ging. „Wenn du kein Traum wärst, müsste ich mir Gedanken machen, wie du hier hereingekommen bist."

Ein Lächeln huschte über Lis Züge. „Du hast mich eingeladen." Sie trat noch einen halben Schritt näher, und der Geruch von Tannennadeln stieg Ronja in die Nase.

Sie schüttelte den Kopf, um ihn zu klären und um zu verneinen.

„Das war letztes Mal. Bevor du einfach so ..." Bevor sie verschwunden war. „Wenn du kein Tagtraum bist, was bist du dann?"

„Einsam, genau wie du."

„Das war nicht, was ich wissen wollte." Ronja verschränkte die Arme vor der Brust, als wäre es möglich, so eine Barriere zwischen ihnen zu errichten. Sie spürte noch immer den Nachhall von Lis Berührung, doch gleichzeitig war ihr das Wesen, das da in ihrer Küche stand, nicht ganz geheuer.

„Normale Menschen lösen sich nicht einfach in Luft auf, wie du es getan hast. Wenn du also kein Traum bist ...“ Sie stockte. Wollte sie das wirklich aussprechen? Doch was machte es schon? Es war niemand da, der sie deswegen für verrückt halten würde. „Wenn du kein Traum bist, dann bist du vielleicht ein Geist?“ Allein der Gedanke jagte ihr einen Schauer den Rücken hinunter. Schnell schüttelte sie den Kopf. „Oder ein Traum, der leugnet ein Traum zu sein.“

Li seufzte. Für einen Moment wirkte sie, als wolle sie erneut die Hand ausstrecken. Doch sie schien es sich anders zu überlegen, änderte die Richtung der Bewegung und wickelte eine braune Haarsträhne um ihren Finger. In ihren Augen blitzte so etwas wie eine Herausforderung.

„Würdest du mir glauben, wenn ich sage, dass ich eine Dryade bin? Oder würdest du mich als einen Traum bezeichnen, der behauptet eine Dryade zu sein?“

Vielleicht hatte Li recht. Ronjas Träume waren sonst zumindest nie so sarkastisch. Und es fühlte sich alles viel zu echt an. Noch immer prickelte ihre Haut dort, wo ihr seltsamer Gast sie berührt hatte.

Eine Dryade also ...

„Das ist so eine Art Baumgeist, oder?“ Unwillkürlich sah Ronja sich um. Ihr Blick blieb an dem Kaktus auf der Fensterbank hängen. „Von was für einem Baum?“

Ein helles Lachen perlte durch den Raum, als Li ihrem Blick folgte. Doch dann wurde ihre Miene ernst. Erneut trat sie näher, und diesmal wich Ronja nicht zurück. Die Hände der Dryade ergriffen die ihren, und grüne Augen sahen sie bittend an.

„Frag mich nicht nach Dingen, an die ich nicht denken will. Ich bin hergekommen, um meine Einsamkeit für eine Weile zu vergessen. Erlaubst du mir, dass ich bleibe?"

Die Bitte war so direkt, so ehrlich, dass Ronja nicht anders konnte als zu nicken. Erst im nächsten Moment kam ihr eine Frage in den Sinn.

„Ähm ... was willst du denn hier ...?"

Ronja wich einen Schritt zurück, erleichtert darüber, dass Li nicht versuchte sie festzuhalten. Doch im selben Moment spürte sie die Tischkante im Rücken und ihre Erleichterung verebbte so schnell wieder, wie sie gekommen war.

„Ich glaube, ich stelle mich gerade nicht sonderlich schlau an. Ich weiß nicht mal, ob Dryaden Menschen allgemein freundlich gesinnt sind. Es gibt ziemlich viele Geschichten, in denen es heißt, dass man sich vor verführerischen übernatürlichen Wesen in Acht nehmen soll."

„Verführerisch? Das war ein Kompliment, oder nicht?" In Lis Augen blitzte es schelmisch. Dann jedoch wurde ihre Miene ernster. „Du hast mir Wasser gegeben und mich in dein Heim eingeladen. Ich bin dir sehr dankbar und würde dir nie etwas tun." Langsam streckte sie eine Hand aus, wie man es bei einem scheuen Tier tun würde. „Bitte, hab keine Angst vor mir."

So verharrte sie, den Arm halb erhoben, wartend, während Ronja zögerte. Mit einem Mal war da wieder ein Anflug der Verlorenheit, die Li im Treppenhaus umgeben hatte. Ein schlechtes Gewissen durchzuckte Ronja, und sie nahm die ausgestreckte Hand.

„Es tut mir leid, du verwirrst mich einfach."

„Du hast schon recht, vorsichtig zu sein. Es gibt Wesen, die ein Mensch nicht über die eigene Schwelle bitten sollte."

Irrte sie sich, oder hatte das Haar der Dryade eine leicht grünliche Färbung angenommen, war kaum mehr von ihrem Gewand zu unterscheiden?

„Aber du bist keines davon?"

„Nein. Ich war nur zu lange allein. Es gibt nicht mehr viele von uns, und von den Menschen, die mich hier umgeben, hat sonst keiner ein so großes Herz wie du."

Ronja kicherte nervös. „Ich wusste nicht, dass ich ein besonders großes Herz habe."

„Denkst du, jeder hätte eine verwirrte Frau im Treppenhaus aufgelesen? Und dein Herz hat zuerst gesprochen, als du mich zum Bleiben aufgefordert hast. Erst danach ist dein Verstand zu Wort gekommen." Grüne Augen fingen Ronjas Blick. „Ihm sage ich nun, was dein Herz längst weiß: Ich will nur deine Freundschaft."

Die Ernsthaftigkeit der Worte ließ Ronja lächeln.

Doch diesmal machte sie sich keine Sorgen. Es spielte keine Rolle, ob dies ein Traum war oder nicht, ob Li tatsächlich war, was zu sein sie behauptete. Es zählte allein, dass die Einsamkeit dahinschmolz, die seit Tagen an ihr nagte. Dass sie nicht mehr an Weihnachten denken musste und daran, mit wem sie dieses Fest eigentlich verbringen sollte.

Den ganzen Abend und die halbe Nacht saßen sie zusammen, sprachen wenig und Ronja war erstaunt, wie wohl sie sich fühlte. Nichts musste gesagt oder getan werden. Es herrschte ein Gefühl des Friedens zwischen ihnen. Gegen Morgen bekam Ronja den Eindruck Li hätte sich verändert. Ihr Haar bekam die Farbe ihrer Augen, und raue Stellen, wie Baumrinde, bildeten Muster auf ihrer Haut. Ronja allerdings fühlte sich viel zu wohl, um sich daran zu stören.

Sie runzelte die Stirn, während sie zusah, wie Li aufstand. Dort, wo die Gesichtshaut der Dryade noch vollkommen menschlich war, schien sie so dünn, dass die Adern blau darunter schimmerten. Lis Augen leuchteten nicht mehr, waren nur noch von einem matten Grün. Sie lächelte schwach. „Ich muss gehen."

„Warte. Was ist mit dir? Du siehst nicht ..."

Li legte einen Finger auf ihre Lippen, schüttelte den Kopf. „Bis bald." Dann war sie fort.

Eine Nacht verging voller Sorge. Li hatte krank und erschöpft gewirkt. Irgendetwas war nicht in Ordnung, und Ronja konnte nur hoffen, dass es ihr gut ging. Sie hatte die Dryade in so kurzer Zeit so fest in ihr Herz geschlossen, dass die Ungewissheit sie schier zu zerreißen drohte. Sie wälzte sich im Bett hin und her und fand keinen Schlaf.

Sie konnte nicht lang geschlafen haben, als fröhliche Kinderschreie aus der Nachbarwohnung sie weckten. Irgendjemand sang schief „O Tannenbaum", machte mit Lautstärke wett, was ihm an musikalischem Talent fehlte. Weihnachtsmorgen. Ronja stöhnte und presste sich das Kissen auf die Ohren.

Nach einer Weile gab sie es auf, setzte sich mit einer Tasse Kaffee in die Küche. Als plötzlich Finger durch ihr Haar strichen, zuckt sie zusammen und heiße Flüssigkeit schwappte über den Tisch.

Lis leises Lachen schwebte durch die Küche. „So schreckhaft."

Ronja drehte sich nicht um. „Ich bin es nicht gewohnt, dass Leute aus dem Nichts auftauchen."

„Hast du etwas Wasser für mich?"

„Klar." Ronja stand auf, wandte sich um. Ihr Blick glitt über Lis Züge, und sie runzelte besorgt die Stirn. Die grünen Augen waren matt, das ebenso grüne Haar hing kraftlos über ihre nackten Schultern. An Kleidung schien die Dryade keinen Gedanken verschwendet zu haben, doch selbst die rindenartigen Muster auf ihrer Haut wirkten blass und farblos.

Ronja öffnete den Mund, um eine Frage zu stellen, überlegte es sich dann jedoch anders. Sie eilte zum Schrank, holte ein Glas hervor und füllte es mit Wasser aus dem Hahn. Li trank gierig, und Ronja konnte förmlich dabei zusehen, wie sie an Kraft gewann. Wie ein Funke Leben in ihre Augen zurückkehrte.

„Was ist nur mit dir?"

Li schüttelte den Kopf, hielt das Glas nun selbst unter den Hahn und leerte es danach erneut. Als sie es senkte, lächelte sie. „Nun geht es mir wieder gut."

Sie begegnete Ronjas skeptischem Blick beinahe trotzig.

„Ich glaube nicht, dass es dir gut geht", entgegnete Ronja.

„Wie willst du das feststellen? Hast du gestern nicht gesagt, dass du so gut wie nichts über Dryaden weißt?"

„Ich weiß, dass deine Augen gestern heller geleuchtet haben als heute."

Ein schmerzlicher Ausdruck huschte über die Züge der Dryade. Sie seufzte. „Vielleicht hast du ein zu großes Herz, dass du so etwas bemerkst."

„Sagst du mir, was los ist?"

Wieder seufzte Li. „Du kannst wahrscheinlich nicht noch ein wenig warten, bis ich diese Frage beantworte?"

„Nein, ich mache mir Sorgen um dich."

Die Dryade nickte, als hätte sie das bereits geahnt.

„Wie du willst." Sie atmete tief durch, und ihr Blick verschleierte sich, schien sich auf etwas zu richten, das in weiter Ferne lag. Nun hatte der Schmerz einen festen Platz in ihrer Miene gefunden. Als sie sprach, war ihre Stimme leise und tonlos.

„Du hast mich gefragt, zu welchem Baum ich gehöre, dabei kennst du die Bräuche der Menschen besser als ich. Du weißt, was für Bäume um diese Jahreszeit in den Häusern stehen."

Ronja schluckte. Mit einem Mal war ihre Kehle wie zugeschnürt. „Bäume, die gefällt wurden."

Li nickte. „Sterbende Bäume. Bunte Kugeln und Kerzen schmücken die Äste von meinem. Es wäre schön, würde er nicht langsam vertrocknen. Und ich mit ihm, egal wie viel Wasser ich hier trinke."

„Gibt es irgendetwas, das ich tun kann, um dir zu helfen?"

Li schüttelte den Kopf.

„Der Baum könnte wieder Wurzeln ziehen, wenn man ihn jetzt noch ins Wasser stellt!"

Wieder ein Kopfschütteln, diesmal allerdings begleitet von einem leisen Lachen.

„Und selbst wenn, würdest du wirklich deinen Nachbarn ihren Baum wegnehmen, um mich zu retten?"

„Natürlich." Ronja blickte in grüne Augen, in denen noch immer ein amüsiertes Funkeln stand. „Das ist nicht lustig!"

„Nein, ist es nicht. Aber es macht mich glücklicher, als du dir vorstellen kannst."

Sie saßen schweigend beieinander.

„Tust du mir einen Gefallen?", fragte Li nach einer Weile.

„Was immer du willst."

„Genieß die nächsten Stunden."

Es wurden mehr als ein paar Stunden, beinahe ein ganzer Tag, den sie zusammen im Wohnzimmer verbrachten. Li erzählte davon, wie es war, den Wind in den Blättern zu spüren und die Wurzeln tief in den Boden zu graben. Von Ronja wollte sie wissen, wie die Schokolade schmeckte, die die Kinder der Nachbarsfamilie am Abend unter ihrem Baum finden würden. Wie es an anderen Orten auf der Welt war, die sie nie gesehen hatte. Wie weit reicht das Meer? Wie fühlt es sich an, über einen Strand zu laufen?

Als Li sichtlich immer schwächer wurde, kämpfte Ronja erneut mit den Tränen. Die Dryade nahm sie in den Arm, strich ihr über den Rücken, obwohl sie doch diejenige war, die den Trost nötiger gebraucht hätte. Irgendwann verebbten die Schluchzer.

„Hast du gar keine Angst?"

„Doch. Aber du bist bei mir, das macht es weniger schlimm."

Nun hielt Ronja Li, hielt sie, als könne sie so das Unvermeidliche verhindern. Irgendwann fielen ihr die Augen zu.

Als sie auf dem Sofa erwachte, war die Dryade fort.

Einen Tag lang tigerte Ronja durch ihre Wohnung und

wartete darauf, dass Li sich noch einmal zeigte. Am Abend des zweiten Weihnachtsfeiertags musste sie einsehen, dass es vergeblich war. Sie weinte viel und aß wenig. Schnell rückte Sylvester näher, und ihre Freunde meldeten sich wieder bei ihr. Sie allerdings schlug alle Einladungen aus.

Erst als all ihre Vorräte aufgebraucht waren, und der Hunger stärker wurde als die Trauer, ging Ronja wieder vor die Tür. Sie trat in den Hof hinaus, in dem erstarrter Schneematsch ein Feld aus Fußfallen bildete.

Dort sah sie ihn.

Ronja wusste nicht, welchen Nachbarn die kleine zerzauste Tanne als Weihnachtsbaum gedient hatte. Sie wusste ebenso wenig, bei welchen Nachbarn Lis Baum gestanden hatte. Dies konnte irgendein beliebiger Baum sein. Doch irgendetwas zog sie über den Hof. Eis barst unter ihren Schuhen.

Sie erspähte den Tannenzapfen schon von weitem, fragte sich kurz, ob dies die richtige Jahreszeit dafür war, und schob den Gedanken dann beiseite. Wen kümmerte das?

Ganz vorsichtig schloss sie die Hände um den kleinen Zapfen, brach ihn ab. Der Duft von Tannennadeln stieg ihr in die Nase. Lis Duft. Für einen Moment kämpfte Ronja gegen die aufsteigenden Tränen. Sie trat zurück und schob den Tannenzapfen in ihre Tasche.

Dann fuhr sie in die Stadt.

Als sie zurückkehrte, lagen nicht nur Lebensmittel in ihrem Kofferraum, sondern auch ein großer Kübel und mehrere Säcke Blumenerde.

Das letzte Weihnachten war traurig, aber auch schön gewesen. Dieses würde die Hölle werden. Doch damit hatte Ronja inzwischen Erfahrung.

Sie ließ sich vor dem Blumenkübel auf dem Boden nieder, in dem im letzten Jahre eine kleine Tanne gewachsen war. Vielleicht war es die falsche gewesen, vielleicht funktionierte es so einfach nicht. Sie konnte es nicht sagen. Li jedenfalls war nicht wieder aufgetaucht. Doch der Duft der Tannennadeln beruhigte sie. Sie streckte sich neben dem Baum auf dem Teppich aus, Kinderlachen drang durch die Wände. Weihnachtsabend.

Ronja schloss die Augen.

Ein leises Lachen schwebte durch den Raum.

„Wach auf."

„Nein", hörte sie sich murmeln. „Sonst endet der Traum."

Diesmal erklang die Stimme dicht an ihrem Ohr. „Fühlt sich das an wie ein Traum?"

Mit einem Ruck setzte Ronja sich auf, blickte in grüne Augen.

Li lächelte. „Wir sollten den Baum schmücken. Ist das nicht Brauch um diese Jahreszeit?"

—

Über die Autorin

Elke Weigel, geb. 1963, ist Diplom-Psychologin und Tanztherapeutin. Sie lebt und arbeitet in Stuttgart. Seit 2008 veröffentlicht sie Audio-CDs, psychologische Fach- und Sachbücher zum Thema Frauengesundheit. www.elke-weigel.de

Die Mitautorinnen

Berta Berger
geb. 1969, lebt in Österreich und arbeitet als dipl. Sozialpädagogin bei der Gemeinde Wien. Sie schreibt unter mehreren Pseudonymen Thriller für Jugendliche und Erwachsene und hat mittlerweile eine Vielzahl von Büchern in großen Verlagen veröffentlicht. www.schriftsteller.co.at

Brigitte Diefenthaler
lebt mit ihrer Familie in Königsbrunn. Schon von Kindesbeinen erfand sie lustige und gruslige Gute-Nacht-Geschichten für ihre Geschwister.
Heute schreibt sie Thriller und Entwicklungsromane für Jugendliche und Erwachsene.
Ideen für Kurzgeschichten fliegen ihr meistens beim Entwickeln und Schreiben ihrer Romane oder beim Spazierengehen zu.
Veröffentlicht wurden von der Autorin Kinder- und Kalendergeschichten im Gondromverlag.
www.gitte-diefenthaler.de

Judith Kraus

geb. 1960 ist Netzwerkweberin, Ritualfrau und Betriebswirtin, Tochter und Mutter, Göttinnenliebende und Frauenbewegte.

Mit 30 Jahren begegnete sie zum ersten Mal der Göttin in einem VHS-Kurs über Hexen und kurz darauf in ihrem ersten Jahreskreisfest. Seitdem folgt sie dem Pfad der Großen Mutter. Sie liebt Mythen und Geschichten über die alte Göttin in allen ihren Erscheinungsformen und das Gestalten neuer Rituale und Zeremonien. In ihrem "*Netzwerk der Göttin*" www.meliora.de sammelt sie Wissenswertes und Weiterführendes über Göttinnenspiritualität, das weibliche Prinzip, Matriarchatsthemen und mehr. In Workshops und Vorträgen teilt sie ihre 25-jährige Erfahrung mit der "Alten Religion".

Ellen Heidböhmer

geb. 1963, lebt in Unna. Ihr Motto lautet „Lieber barfuß als ohne Buch", und man trifft sie nur ganz selten ohne. Leidenschaftlich gern schreibt, lektoriert, übersetzt, liest und sammelt sie Bücher. Ihre Lieblingsthemen sind Wohlbefinden und Selbstfürsorge. Zahlreiche Gesundheitsratgeber von ihr sind im Herbig Verlag erschienen, Wohlfühlbücher im Nymphenburger Verlag und Geschenkbücher bei Tomus. Unter dem Pseudonym Nele Böhm schreibt Ellen Heidböhmer heitere Liebes- und Lebensromane.
www.ellen-heidböhmer.com

Andrea Bottlinger

1985 geboren, hat Buchwissenschaft, Literaturwissenschaft und Ägyptologie in Mainz studiert und ihre

Magisterarbeit über den Fantasy-Boom im deutschen Buchmarkt geschrieben. Inzwischen arbeitet sie als freie Autorin, Lektorin und Übersetzerin und hat sowohl Romane als auch Sachbücher geschrieben.
www.traumsphaeren.de

Weitere Bücher und CDs der Autorin

„Du hast nur diesen Körper, um der Welt zu begegnen. Er macht dich lebendig, deshalb ist er schön, wie er ist."

Wohlfühlen im eigenen Körper
KörperReich: Ein 12-Wochen-Programm
für mehr Selbstbewusstsein

Fühlen Sie sich manchmal unwohl mit Ihrem Körper oder haben Schwierigkeiten ihn liebevoll anzunehmen? Finden Sie sich vielleicht zu dünn, zu dick oder einfach nicht schön genug?
Dann hilft Ihnen dieses Übungsbuch weiter. Unter Anleitung lernen Sie die verschiedenen Regionen Ihres Körpers ganz neu kennen und als Quelle des Wohlbefindens schätzen. In einem abwechslungsreichen Übungsprogramm von 12 Wochen, bei dem 30 Minuten Üben am Tag ausreichend sind, stärken Sie Ihr Körpergefühl und stabilisieren zugleich ihr inneres Gleichgewicht.
Denn ein Selbstbewusstsein, das über bewusste Körperwahrnehmung gewonnen wird, ist nicht so leicht zu erschüttern.
Das Buch richtet sich an alle, die ihrem Körper mehr

Aufmerksamkeit und Achtsamkeit schenken wollen, auch Therapeutinnen können davon profitieren. Viele der vorgeschlagenen Übungen helfen bei psychischen und physischen Heilungsprozessen.

ISBN: 978-3738616613
auch als e-book in allen Buchhandlungen und Online-Shops erhältlich.

KörperReich: Theorie und Praxis: Körperschemastörungen erkennen und behandeln

Das Körperschema ist der körperliche Aspekt der Identität. Bei verschiedenen Erkrankungen wie Essstörungen, Psychosen oder Traumafolgestörungen verlieren die Betroffenen den Kontakt zu ihrem Körper und eine Störung des Körperschemas ist die Folge. Um hier wirksam zu behandeln, ist ein körperorientierter psychotherapeutischer Zugang empfehlenswert. In der Praxis gut bewährt hat sich das von der Autorin entwickelte Ensemble von Übungen. Der KörperReich-Ansatz versteht sich nicht als eigene Therapierichtung, sondern als wirksame körperbezogene Ergänzung für alle Psychotherapierichtungen.

Inhalt: Die Entstehung des Körperschemas und seine Funktion für das individuelle Wohlbefinden, eine anschauliche Darstellung der verschiedenen Formen der Körperschemastörung und eine praxisnahe Anleitung zum Einsatz der KörperReich-Übungen. Ein umfangreicher Fragebogen zur Diagnostik und Selbsterforschung.

Achtung: Dieses Buch erschien 2008 im Klett-Cotta Verlag, Stuttgart, unter dem Titel: Körperschemastörungen erkennen und behandeln Der KörperReich-Ansatz und seine Übungen, mit Audio CD. Dies ist eine überarbeitete Version!

ISBN: 978-3-7347-5550-7
auch als e-book in allen Buchhandlungen und online erhältlich.

KörperReich - Behandlung der Körperschemastörung Ein Übungsbuch

Eine Identität ohne Körper gibt es nicht. Mehr noch: Unser Identitätsgefühl kann nur gut und authentisch sein, wenn wir uns auch mit unserem Körper wohlfühlen. Ist das nicht der Fall, unser Körperschema also gestört, leiden wir, oft sogar ohne es selbst zu wissen. Dieses Buch zeigt mit Übungen aus der Praxis hilfreiche Wege auf. Es lädt dazu ein, sich auf eine innere Reise zu begeben und dabei den eigenen Körper phantasievoll und in Bewegung neu zu erfahren. Ziel ist es, sich selbst unmittelbar und ohne Ansprüche von außen erleben zu können, so wie es in der Kindheit noch selbstverständlich war. Dazu gehören die Wiederentdeckung ungebändigter innerer Kräfte und die Rückgewinnung der eigenen Intuition. All das ist die Basis für ein gesundes Körperschema und die Voraussetzung für ein stabiles Identitätsgefühl, das uns verlässlich durchs Leben trägt.

ISBN: 978-3-7347-5305-3
auch als e-book in allen Buchhandlungen und Online-Shops erhältlich.

CD KörperReich: Die Übungen

Sich spüren, die eigene Mitte kennen, innere und äußere Grenzen erfahren.

Nur wer sich mit dem eigenen Körper wohlfühlt, kann Selbstbewusstsein entwickeln. Doch manchmal will das nicht gelingen. Man fühlt sich unwohl in seiner Haut. Das Körperschema braucht Unterstützung.

Diese CD hilft dabei, wieder ein positives Körpergefühl zu gewinnen. Ziel der Übungen ist es, den Körper besser wahrzunehmen, ihn liebevoll anzunehmen und als geschätzten Ausdruck der eigenen Identität zu erleben.

Die vier Übungen:

1 Begeben Sie sich auf einen Weg nach innen und lernen Sie, Ihre Körpermitte zu spüren.

2 Kommen Sie zur Ruhe und entspannen Sie sich durch achtsame Bewegungen, ohne dabei die Augen zu schließen. 3 Stärken und stabilisieren Sie sich, während Sie Ihren Körper ausstreichen.

4 Lockern Sie sich und finden Sie wohltuende Erdung, indem Sie Ihren Körper ausschütteln.

(50 Minuten)

CD „Das Fest" – Fantasiereise für Frauen ist mehr als eine Einladung, den eigenen Körper neu zu entdecken und besser zu akzeptieren, es ist auch ein Weg, das Selbstbewusstsein nachhaltig zu stärken. 2 Audio-CD Tracks: mit Musik (22 Min.), ohne (21 Min.)

CD "Die Heilerin" läd ein zu tiefer Entspannung und Erholung und unterstützt die Selbstheilungskräfte. 2

156

Audio-Tracks: mit Musik (11 Min.), ohne Musik (11 Min.)

Hörproben, Leseproben, Arbeitsblätter und weiterführende Informationen finden Sie auf meiner Homepage: www.elke-weigel.de